Aastha Dhingra

EFLUENTES HOSPITALARES: Contaminantes emergentes e tecnologias de tratamento

Aastha Dhingra

EFLUENTES HOSPITALARES:
Contaminantes emergentes e tecnologias de tratamento

ScienciaScripts

Imprint
Any brand names and product names mentioned in this book are subject to trademark, brand or patent protection and are trademarks or registered trademarks of their respective holders. The use of brand names, product names, common names, trade names, product descriptions etc. even without a particular marking in this work is in no way to be construed to mean that such names may be regarded as unrestricted in respect of trademark and brand protection legislation and could thus be used by anyone.

Cover image: www.ingimage.com

This book is a translation from the original published under ISBN 978-620-2-31569-2.

Publisher:
Sciencia Scripts
is a trademark of
Dodo Books Indian Ocean Ltd. and OmniScriptum S.R.L publishing group

120 High Road, East Finchley, London, N2 9ED, United Kingdom
Str. Armeneasca 28/1, office 1, Chisinau MD-2012, Republic of Moldova, Europe
Printed at: see last page
ISBN: 978-620-7-93439-3

RECONHECIMENTO

Em primeiro lugar, agradeço ao Todo-Poderoso por nos ter dado conhecimento para podermos pensar e escrever o trabalho de investigação. Estou grato aos meus pais, que me têm apoiado constantemente e motivado para viver os meus sonhos e atingir os meus objectivos. Durante este estudo, os editores e os meus mentores, Prof. Sirajuddin Ahmed e Dr. Siddhartha Gautam, encorajaram-me a pensar na direção certa. Sirajuddin Ahmed e o Dr. Siddhartha Gautam encorajaram-me a pensar na direção certa. Estou grata ao meu companheiro de vida, o Sr. Naman Nagar, que sempre acreditou em mim e me inspirou a dar o meu melhor em tudo o que faço. Este trabalho não poderia ser concluído sem o apoio dos meus irmãos (Deepa, Rajat, Bharti e Kapil). Eles são os pilares da minha força. Gostaria de agradecer a todos os meus familiares e sogros pelo seu amor, apoio, encorajamento e cooperação durante este estudo. Os meus sinceros agradecimentos a todos os intervenientes que dispensaram o seu tempo para as entrevistas, a recolha de dados e me forneceram as informações relevantes necessárias para este estudo. Devo um grande obrigado a todos os que fizeram parte deste trabalho."

ÍNDICE

CAPÍTULO 1

Ocorrência de resíduos farmacêuticos em efluentes hospitalares e no ambiente aquático, juntamente com técnicas convencionais de tratamento: Uma revisão crítica

Preâmbulo

A ocorrência e o destino dos antibióticos no ambiente são extremamente preocupantes devido ao desenvolvimento de genes resistentes e à diminuição do efeito dos antibióticos nas doenças. Na própria Índia, o problema é intenso devido à enorme utilização de medicamentos em diferentes instalações médicas. Estes misturam-se com as águas subterrâneas e superficiais devido à falta de tratamento adequado antes da descarga das águas residuais hospitalares. É necessário prestar a devida atenção antes de descarregar as águas residuais hospitalares, uma vez que estas contêm uma elevada concentração de antibióticos, resíduos de medicamentos e determinados metais pesados. A contaminação devida a este facto não se limita apenas à água, mas afecta gravemente todo o ecossistema. A concentração destes antibióticos depende de vários factores, como as características da água e do solo, a fonte de água irracional, as formas de cultivo e a variação sazonal dos medicamentos. Muitas investigações sobre a toxicidade destes antibióticos e os seus vestígios no ambiente aquático representam sérias ameaças.

Neste capítulo, o nosso principal objetivo é analisar a ocorrência e o destino dos medicamentos e antibióticos comuns presentes nos efluentes das águas residuais hospitalares. Estes efluentes misturam-se com outros fluxos de água e são utilizados para vários fins, como a irrigação e outras actividades domésticas. São também discutidas as técnicas de tratamento convencionais adoptadas para estes efluentes.

1. Introdução

As actividades hospitalares têm um papel importante na manutenção de uma sociedade mais saudável. No entanto, durante estas actividades, são gerados muitos subprodutos indesejáveis que não são tratados. Por esse motivo, os cientistas ambientais estão atualmente mais preocupados com os efluentes das instalações de cuidados médicos, centros de saúde comunitários e hospitais. São avaliadas várias características químicas e biológicas dos efluentes hospitalares, tendo em conta a ameaça que representam para o ecossistema. Foram detectados efluentes hospitalares constituídos por agentes patogénicos, coliformes fecais, *Escherichia coli*, etc., incluindo fenóis, detergentes, elementos tóxicos como o cianeto e metais pesados como o cobre (Cu), o ferro (Fe), o gadolínio (Gd), o níquel (Ni), o platínio (Pt), entre outros (El-Ogri et al., 2016; Van Boeckel et al., 2015). O poluente pode ser classificado como micropoluente (10^{-6} a 10^{-3} mg/L) e micropoluente ($>10^{-3}$ mg/L) com base nas suas concentrações. Os micropoluentes não têm, em geral, estatuto regulamentar em muitos países.

A economia indiana está a crescer e, por conseguinte, o fabrico de antibióticos e a sua utilização tanto em seres humanos como em animais também está a aumentar (Virmani et al., 2017). Consequentemente, mais antibióticos são descarregados no ecossistema. No entanto, a maioria dos estudos centra-se na descarga de antibióticos no ambiente aquático e nos seus efeitos (Thuy et al., 2011; Tong et al., 2011), enquanto menos estudos destacam os seus efeitos nocivos também no solo (Pan e Chu, 2018). Estes antibióticos provêm de várias fontes, como os hospitais (Lin et al., 2008),

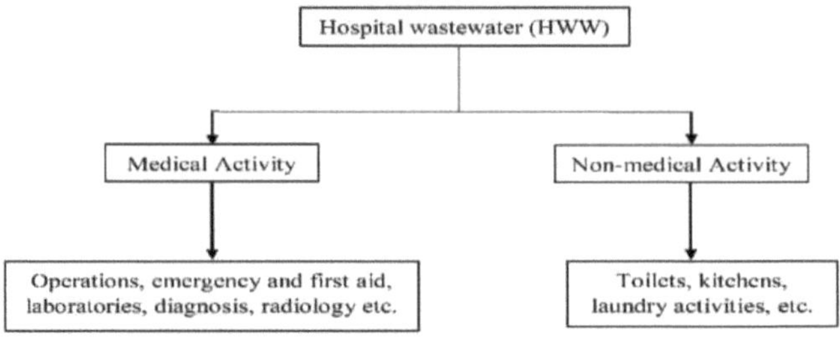

Figura 1: Diferentes tipos de efluentes gerados durante diferentes actividades.

esgotos municipais e eliminação doméstica, etc., e a sua concentração no ecossistema varia de país para país (Lin et al., 2008; Tong et al., 2011). Para além destas, foram observadas muitas outras fontes de descarga de antibióticos, incluindo a agricultura (Van Boeckel et al., 2015) e a indústria farmacêutica (Binh et al., 2018; Carraro et al., 2016; Kummerer, 2009a). A Figura 1 mostra os diferentes efluentes gerados pelas actividades hospitalares (Carraro et al., 2016) (Al Aukidy et al., 2014; Verlicchi et al., 2012). Os antibióticos são utilizados no tratamento de várias doenças, quer bacterianas quer fúngicas, tanto em seres humanos como em animais. São também utilizados como promotores de crescimento e medicamentos preventivos em muitas indústrias agrícolas (Van Boeckel et al., 2015). O uso excessivo de antibióticos resultou na redução das taxas de mortalidade e morbilidade. Com a utilização revolucionária de antibióticos na indústria farmacêutica, a enorme presença dos seus vestígios é encontrada no ambiente aquático da água e do solo (Kummerer, 2009a). Numa investigação realizada, os antibióticos foram mesmo detectados nos abastecimentos de água potável tratada (Sui et al., 2015). No entanto, o mais preocupante de tudo é a evolução de genes resistentes a antibióticos, mesmo em baixas concentrações (Kummerer, 2009a). Por conseguinte, podem ser considerados uma ameaça emergente com consequências a longo prazo (Sui et al., 2015).

Centrando-se no efluente do hospital, os resíduos de antibióticos são geralmente previstos ou medidos em termos de concentração e dependem geralmente de vários parâmetros como o padrão de consumo de antibióticos, a taxa de excreção, etc. (Verlicchi e Zambello, 2016). A concentração prevista e medida pode ser variável devido à consideração da escala temporal. No caso da concentração farmacêutica prevista, esta é geralmente determinada utilizando o método gráfico de extrapolação recebido do padrão de consumo e as concentrações medidas são avaliadas de tempos a tempos e numa escala de tempo limitada (Verlicchi et al., 2012). Em muitos casos, observou-se que a concentração prevista é melhor para um estudo a longo prazo (Verlicchi et al., 2012).

A maioria dos sistemas de tratamento foi concebida para remover o carbono biodegradável, o fósforo e os microrganismos, mas não tem em conta a remoção dos micropoluentes libertados por várias fontes (Verlicchi et al., 2012). O tratamento destes micropoluentes, em especial os antibióticos, requer uma atenção especial e uma remoção específica. A eficiência da remoção de alguns tipos comuns de antibióticos provenientes de diferentes fontes depende de vários factores, tais como a sua biodegradabilidade, natureza físico-química, solubilidade em água, adsorção, bem como dos esquemas de tratamento seguidos, condições operacionais, hidráulica, bem como o tempo de retenção das lamas, pH, tipo de reator, incluindo a sua configuração, temperatura, condições ambientais, etc. (Herrmann et al., 2015; Verlicchi et al., 2012). A Tabela 1 apresenta alguns dos elementos comuns detectados no ambiente.

A maioria dos estudos recentes centra-se na caraterização das fontes de efluentes, ignorando assim o seu impacto no desempenho do tratamento (Al Aukidy et al., 2014; Luo et al., 2014; Verlicchi e Zambello, 2016). Muitos tipos de antibióticos são descarregados no ecossistema e a sua priorização considera diferentes critérios como a venda, as propriedades físico-químicas, a toxicidade, a degradabilidade e a resistência ao tratamento (Santos et al., 2013). Mais de 300 fármacos foram analisados utilizando instrumentos analíticos avançados e a priorização foi efectuada tendo em conta o impacto crescente no ecossistema, o desenvolvimento de genes resistentes aos antibióticos e anomalias reprodutivas (Boxall et al., 2012; De Voogt et al., 2009). O principal objetivo deste estudo é fornecer (i) uma imagem abrangente da ocorrência de um tipo comum de antibióticos; (ii) as suas fontes potenciais em meios aquáticos e no solo; (iii) as técnicas de controlo e tratamento adoptadas.

Quadro 1: Micropoluentes típicos detectados no ambiente.

Therapeutic group	Compound	Concentration upper limit detected (μg/L)
Analgesics	Codeine	50
	Diclofenac	15
	Ibuprofen	43
	Naproxen	11
	Paracetamol	1268
	Salicylic acid	70
Antibiotics	Ciprofloxacin	125
	Clarithromycin	3
	Coprofloxacin	2
	Doxycycline	7
	Erythromycin	83
	Lincomycin	2
	Metronidazole	90
	Norfloxacin	44
	Ofloxacin	35
	Oxytetracycline	4
	Penicillin	5
	Sulfamethoxazole	83
	Tetracycline	4
	Trimethoprim	15
Psychiatric drugs	Carbamazepine	2
Anti-diabetics	Glibenclamide	0.11
Anti-viral	Penciclovir	0.01
	Valaciclovir	0.01
Anti-cancerdrugs	5-fluorouracil	124
	Cyclophosphamide	2
	Etoposide	0.7
	Tamoxifen	0.17

1.1. Características do efluente hospitalar

Os efluentes hospitalares são a principal fonte de entrada de fármacos em culturas aquáticas, no solo e em estações de tratamento de esgotos (Verlicchi et al., 2010). Nos efluentes, os grupos terapêuticos foram os mais prevalentes entre os vários tipos de antibióticos, devido à excreção e à urina dos doentes (Santos et al., 2013; Thomas et al., 2007). Vários factores dos quais dependem as características dos efluentes hospitalares incluem a área geográfica, o tipo de antibióticos recomendados, o tipo de instalações de cuidados de saúde, a densidade de camas, os tipos de enfermarias, o país, as variações sazonais e muitos outros (Verlicchi et al., 2010).

No entanto, muitos grupos de antibióticos, tais como enrofloxacina, ciprofloxacina, oxalínico, ofloxacina, norfloxacina, sulfapiridina, trimetoprim, metronidazol e seus metabólitos são relatados em maior concentração em efluentes hospitalares (Verlicchi et al., 2010) (Guasch et al., 2010). O sistema aquático também recebe uma alta concentração de resíduos farmacêuticos mais de 14.000 µg/L de estações de tratamento também e outras águas superficiais ou mesmo água potável em cidades indianas (Mutiyar e Mittal, 2014) (Diwan et al., 2009) (Fick et al., 2009). Muitos rios do sul da Índia que recebem água tratada detectaram concentrações elevadas de drogas e seus metabolitos (Ramaswamy et al., 2011). As características gerais cal, químicas e biológicas das águas residuais hospitalares típicas são apresentadas no Quadro 2.

1.1. 1Características físico-químicas   do efluente hospitalar

Os parâmetros físico-químicos a que normalmente se acede para os efluentes hospitalares incluem cargas orgânicas e inorgânicas em termos de condutividade eléctrica, carência química de oxigénio (CQO), azoto, sólidos suspensos totais (SST) e carência bioquímica de oxigénio (CBO), etc. (como se mostra no Quadro 2). A importância dos efluentes hospitalares pode ser facilmente compreendida, uma vez que as suas taxas de carga orgânica/inorgânica são duas a três vezes superiores às das águas residuais domésticas.

1.1. 2Caracterização bacteriana

A caraterística bacteriana do efluente hospitalar considera o indicador como *E. coli* e agentes patogénicos. A *E. coli* é uma bactéria anaeróbia facultativa típica e apresenta 75%-90% dos coliformes termotolerantes detectados (El-Ogri et al., 2016). A sua presença indica o nível de contaminação das águas residuais por agentes patogénicos. Os coliformes totais e fecais são mais relevantes nas águas residuais do que os efluentes farmacêuticos devido à diluição recebida do hospital com um grande número de camas, mas no caso do enterovírus, foi mais do dobro nos hospitais em comparação com as águas residuais (Carraro et al., 2016).

Alguns outros tipos de parâmetros típicos normalmente analisados incluem *Staphylococcus aureus*, enterovírus, vírus da hepatite A e anaeróbios redutores de sulfito (Carraro et al., 2016; El-Ogri et al., 2016).

1.1.3Características   dos metais pesados e   dos agentes de contraste

Os metais pesados normalmente encontrados nos efluentes hospitalares incluem Ni, chumbo (Pb), zinco (Zn), prata (Ag), arsénio (As), Cu, Gd, mercúrio (Hg) e Pt (Kummerer, 2001; Verlicchi e Zambello, 2016).

Entre os metais pesados, o Hg é usado em vários diagnósticos, desinfetantes e agentes diuréticos no tratamento. Sua concentração varia de 0,3 ug/L a 7,5 gg^z | ⁻ (Amouei et al., 2015). [st]Desde o início do século XXI, tem sido feito um esforço consistente nos países desenvolvidos para reduzir a contaminação por Hg, utilizando-o como agente de diagnóstico.

A platina é outro metal pesado utilizado como antineoplásico para o tratamento oncológico que contém substâncias como a carboplatina e a cisplatina. A carboplatina e a cisplatina são aplicadas a uma taxa de 50-75% nas primeiras 24 horas e de 31-85% nos primeiros 51 dias, respetivamente, durante o tratamento. A sua semi-vida é de cerca de 160 dias e 720 dias e estima-se que 70% seja descarregada dos efluentes hospitalares (Kummerer, 2009a).

Os compostos de bário (Ba) e gadolínio são utilizados como agentes de contraste em tecnologias de imagiologia, como os raios X. São descarregados devido à não-metabolização após a utilização, com um tempo de residência de até 72 minutos e uma descarga de até 98% em 24 horas de utilização (Kummerer, 2001; Verlicchi e Zambello, 2016). São amplamente utilizados em instalações médicas de cuidados de saúde para obter imagens do tecido corporal durante o tratamento médico. São também utilizados para múltiplos fins, como a sensibilidade da tomografia computorizada, a informação bioquímica e o efeito do funcionamento dos órgãos.

Outros agentes de contraste amplamente utilizados são os baseados em iodo (I) (Pasternak e Williamson, 2012). Os agentes de contraste iodados têm uma carga negativa, pelo que apresentam uma interação eficaz com as estruturas biológicas. Atualmente, são utilizados quatro tipos de agentes de contraste iodados, como o monómero iónico, o dímero iónico, o monómero não iónico e o dímero não iónico (Pasternak e Williamson, 2012). Num estudo, calculou-se que, num ano, são produzidas mais de 600 milhões de películas de raios X, das quais cerca de 12,5% utilizam um agente de contraste (Christiansen, 2005). Estão a ser utilizados em grande escala, mas a sua ocorrência e descarga carecem de dados suficientes. Os agentes de contraste à base de lantanídeos (La) com elevadas propriedades magnéticas são utilizados na imagiologia por ressonância magnética (MRI). Geralmente, o Gd^{3+} é utilizado para este fim, sendo extremamente tóxico na forma livre. A utilização média de Gd^{3+} é tão elevada como 1,2 mol/L na RMN e é a causa básica da acumulação no ambiente (Kunnemeyer et al., 2009). A produção de Gd no hospital alemão mostra uma descarga variável até 4,2 kg/ano, produzindo uma concentração de metal até 30,1 µg/L (Kummerer, 2009). O estudo concluiu finalmente que a utilização pode atingir no país até 1355 kg de Gd com a utilização de várias máquinas de tomografia por ressonância magnética.

1.1.4 . Características dos resíduos de drogas
O padrão de consumo de medicamentos é variável em muitos dos estabelecimentos de saúde e hospitais (Herrmann et al., 2015) (Escher et al., 2010) em todo o mundo. Para um estudo de caso na Alemanha, o padrão de consumo de medicamentos em diferentes unidades de saúde varia até um máximo de 1263 kg/ano para os hospitais gerais, com uma utilização individual média anual máxima de 1000 g/cama.

Noutro estudo de caso realizado em Deli (Índia), verificou-se que 7101 doentes inscritos, de um total de 17995, visitaram farmácias privadas para comprar antibióticos, enquanto 3615 doentes, de um total de 9205, visitaram estabelecimentos de saúde públicos. Este padrão de consumo variável resultou numa descarga desigual (Kotwani e Holloway, 2011).

Após um consumo tão variável, os antibióticos foram eliminados através da urina (50-80%) ou das fácies (5-30%), sob a forma de resíduos de medicamentos, metabolitos ou substâncias inactivadoras (Carraro et al., 2016; Lienert et al., 2007). A concentração de resíduos de medicamentos nos efluentes hospitalares deve-se principalmente a três factores: excreção, quantidade administrada e resíduos de laboratório (estáveis e biodegradáveis até certo ponto) (Verlicchi et al., 2012). Os resíduos de medicamentos e a sua carga variam consoante as localizações geográficas e podem atingir 5 mg/L.

Tabela 2: Características gerais típicas dos micropoluentes das águas residuais hospitalares.

Ref.	Parameter	Units	Measured Values
(Verlicchi and Zambello, 2016) (Amouei et al., 2015; Thomsen, 2017)	Electrical conductivity	µS/cm	310-2800
(Verlicchi and Zambello, 2016) (Verlicchi et al., 2012) (Gautam et al., 2007)	pH	---	6 to 9.1
(El-Ogri et al., 2016) (Verlicchi et al., 2012) (Gautam et al., 2007)	Redox potential	mV	820–940
(Verlicchi and Zambello, 2016) Verlicchi et al., 2012) (Amouei et al., 2015; Thomsen, 2017) (Gautam et al., 2007)	Fat and oil	mg/L	52-125
(Verlicchi and Zambello, 2016)(Kümmerer, 2009a) (El-Ogri et al., 2016)	Chlorides	mg/L	90-420
(Verlicchi and Zambello, 2016)(Kümmerer, 2009a) (Gautam et al., 2007)	Total N	mg N/L	65-235
(Verlicchi and Zambello, 2016) (Amouei et al., 2015; Thomsen, 2017) (El-Ogri et al., 2016)	NH$_4$	mg NH$_4$/L	15-70
(Verlicchi and Zambello, 2016)(Kümmerer, 2009a) (Gautam et al., 2007)	Nitrite	mg NO$_2$/L	0.2-.62
(Verlicchi and Zambello, 2016)(Kümmerer, 2009a)(El-Ogri et al., 2016)	Nitrate	mg NO$_3$/L	1 to 3
(Verlicchi and Zambello, 2016) (Amouei et al., 2015; Thomsen, 2017)	Phosphate	mg P-PO$_4$/L	7 to 21
(Verlicchi and Zambello, 2016)(Kümmerer, 2009a) (El-Ogri et al., 2016)	TSS	mg/L	120-3300
(Verlicchi and Zambello, 2016)(Kümmerer, 2009a) (Amouei et al., 2015; Thomsen, 2017)	COD	mg/L	40-8000
(Verlicchi and Zambello, 2016) (El-Ogri et al., 2016) Verlicchi et al., 2012)	Dissolved COD	mg/L	400-700
(Verlicchi and Zambello, 2016) (Verlicchi et al., 2012) (Gautam et al., 2007)	DOC	mg/L	125-135
(El-Ogri et al., 2016) (Verlicchi et al., 2012) (Gautam et al., 2007)	TOC	mg/L	30-200
(Amouei et al., 2015; Thomsen, 2017)(Kümmerer, 2009a)	BOD$_5$/COD	---	0.25-0.4
(Verlicchi and Zambello, 2016)(Kümmerer, 2009a) (El-Ogri et al., 2016)	AOX	µg/L	500-12,000
(Verlicchi and Zambello, 2016)(Kümmerer, 2009a) (Verlicchi et al., 2012)	BOD$_5$	mg/L	20-2600
(Amouei et al., 2015; Thomsen, 2017)(El-Ogri et al., 2016)	Gd	µg/L	2 to 320
(Verlicchi and Zambello, 2016)(Kümmerer, 2009a) (Verlicchi et al., 2012)	Hg	µg/L	0.4 to 6
(Verlicchi and Zambello, 2016)(Kümmerer, 2009a) (El-Ogri et al., 2016)	Pt	µg/L	0.02-300

Ref.	Parameter	Units	Measured Values
(Verlicchi and Zambello, 2016)(Kümmerer, 2009a) (Verlicchi et al., 2012)	Hg	µg/L	0.05-6
(Amouei et al., 2015; Thomsen, 2017) (El-Ogri et al., 2016)	Ag	µg/L	120-500
(Amouei et al., 2015; Thomsen, 2017) (Verlicchi et al., 2012)	As	µg/L	0.7-12
(Verlicchi and Zambello, 2016)(Kümmerer, 2009a) (El-Ogri et al., 2016)	Cu	µg/L	60-250
(Amouei et al., 2015; Thomsen, 2017) (Verlicchi et al., 2012)	Ni	µg/L	8 to 80
(Verlicchi and Zambello, 2016)(Kümmerer, 2009a) (El-Ogri et al., 2016)	Pb	µg/L	4 to 20
(Kümmerer, 2009a) (Verlicchi et al., 2012) (Gautam et al., 2007)	Zn	µg/L	80 to 700
(Verlicchi and Zambello, 2016)(Kümmerer, 2009a) (El-Ogri et al., 2016)	Fecal Coliform	MPN 100/mL	102–105
(Kümmerer, 2009a) (Amouei et al., 2015; Thomsen, 2017) (Verlicchi et al., 2012) (Gautam et al., 2007)	Total coliform	MPN 100/mL	103–107

Os fármacos citostáticos são utilizados na quimioterapia e no tratamento de doentes com cancro, uma vez que normalmente interferem na síntese de ADN, perturbando a proliferação celular, revelando-se assim genotóxicos, mutagénicos, carcinogénicos e desreguladores endócrinos em vários organismos. Muitos relatórios sobre a ocorrência de compostos de drogas citostáticas no ecossistema estão em nível assustador, mas estão presentes na vida aquática (Barcelo, 2013; Epidemiologia, 1997; Isidori et al., 2016; Xie, 2012; Yin et al., 2010).

Os efluentes hospitalares actuam como uma fonte de entrada de fármacos no ecossistema aquático ou em águas residuais urbanas (Herrmann et al., 2015). Entre estes, muitos tipos de antibióticos de grupos terapêuticos são comuns nos efluentes (Santos et al., 2013; Thomsen, 2017; Verlicchi et al., 2012). A sua presença nos efluentes hospitalares é muito influenciada por diferentes factores como a densidade de camas, o país, o tipo de enfermarias, as situações clínicas, os hábitos de utilização de antibióticos, a sazonalidade e o número de doentes diários (Carraro et al., 2016; Verlicchi et al., 2012). A Tabela 4 representa o breve cenário dos últimos anos. Muitos estudos relataram as diferentes classes de antibióticos presentes no ecossistema, conforme uma lista na Tabela 4. A maioria dos estudos foi efectuada em países desenvolvidos, como os EUA, e revelou uma elevada concentração e presença de muitos antibióticos, como a ciprofloxacina, o metronidazol e o sulfametoxazol, conforme mencionado no Quadro 4. Noutros estudos, os seus metabolitos também foram registados, como o N-acetilsulfametoxazol (Kovalova et al., 2012; Nielsen et al., 2013) e o metronidazol-OH

(Gros et al., 2013; Santos et al., 2013).

Verifica-se também que a concentração varia e torna-se mais elevada no inverno do que no verão (Verlicchi et al., 2012).

Tabela 3: Características dos antibióticos provenientes de efluentes hospitalares em diferentes países.

Ref.	Country	Antibiotics	Maximum Concentration (ng/L)	Maximum number of beds
(Oliveira et al., 2015)	USA	Erythromycin	2300	250
			60	250
			260	450
			80	450
(Ohlsen et al., 2003)	Germany		2700	---
(Santos et al., 2013)	Portugal		1075	1456
			22.2	350
			91.3	110
			7545	96
(Chang et al., 2010)	China		261	---
			13	---
(Sim et al., 2011)	South Korea		470	2743
(Verlicchi et al., 2012)	Italy		320	300
			230	900
(Gómez et al., 2006)	Spain		30	75
(Verlicchi et al., 2012)	Italy	Azithromycin	110	300
			1040	900
(Santos et al., 2013)	Portugal		7351	1456
			4492	350
			376	110
			2665	96
(Nielsen et al., 2013)	Denmark		2500	---
(Kovalova et al., 2012)	Switzerland		156	346
(Kovalova et al., 2013)			180	346
(Gros et al., 2013)	Spain		113	400
(Verlicchi et al., 2012)	Italy	Clarithromycin	140	300
			14000	900
(Santos et al., 2013)	Portugal		199	1456
			45.6	350
			960	110
			165	96
(Nielsen et al., 2013)	Denmark		1800	---
(Kovalova et al., 2012)	Switzerland		840	346
(Kovalova et al., 2013)			1800	346
(Gros et al., 2013)	Spain		973	400

Reference	Country	Antibiotic		
(Oliveira et al., 2015)	USA		1450	250
			230	250
			800	300
			140	450
			10	450
			210	600
(Al Qarni et al., 2016)	Saudi Arabia		22	300
(Lienert et al., 2007)	Vietnam	Spiramycin	2200	220
			1700	520
(Verlicchi et al., 2012)	Italy		40	300
			110	900
(Verlicchi et al., 2012)	Italy	Josamycin	12	300
			15	900
(Nielsen et al., 2013)	Denmark	Roxithromycin	160	---
(Ohlsen et al., 2003)	Germany		1000	---
(Verlicchi et al., 2012)	Italy		140	900
(Chang et al., 2010)	China		1180	---
			2189	---
(Kovalova et al., 2012)	Switzerland	Clindamycin	983	346
			1180	346
(Nielsen et al., 2013)	Denmark		31	---
(Gros et al., 2013)	Spain		1465	400
(Li and Lin, 2015)	Taiwan		423	---
(Li and Lin, 2015)	Taiwan	Lincomycin	7	---
(Oliveira et al., 2015)	USA		80	250
			40	400
			20	600
			2000	---
			300	---
(Sim et al., 2011)	Soth Korea		48400	2743
(Chang et al., 2010)	China		174	---
			63	---
(Gros et al., 2013)	Spain		119	400
(Chang et al., 2010)	China	Ofloxacin		
			4240	---
			3440	---
			2340	---
			1600	---
(Verlicchi et al., 2012)	Italy		22000	300

Reference	Country	Antibiotic		
			37000	900
(Santos et al., 2013)	Portugal		24811	1456
			12865	350
			662	110
(Oliveira et al., 2015)	USA		25500	---
			34500	---
			35500	---
			4900	---
(Li and Lin, 2015)	Taiwan	Ciprofloxacin	7268	---
(Ohlsen et al., 2003)	Germany		31000	---
(Diwan et al., 2013)	India		1530	350
(Ory et al., 2016)	Spain		7949	400
(Lienert et al., 2007)	Vietnam		53300	1100
(Li and Lin, 2015)	Taiwan		40200	220
			2730	---
(Ory et al., 2016)	France		46200	450
			3390	1100
(Diwan et al., 2013)	India		868	570
(Verlicchi et al., 2012)	Italy		15000	300
			26000	900
(Kovalova et al., 2012)	Switzerland		14060	346
(Kovalova et al., 2013)			15700	346
(Nielsen et al., 2013)	Denmark		7600	---
(Santos et al., 2013)	Portugal		38689	1456
			13344	350
			1334	110
			2000	96
(Chang et al., 2010)	China		136	---
			217	---
			11	---
(Lienert et al., 2007)	Vietnam		7000	---
			10900	---
			1200	---
			2100	---
			1100	---
			25800	---
(Thomsen, 2017)	Norway		54049	1200
			39843	---
(Lindberg et al., 2004)	Sweden		101000	---

Reference	Country	Compound		
(Ohlsen et al., 2003)	Germany		51000	---
(Chang et al., 2010)	China	Lomefloxacin	190	---
			1162	---
			313	---
(Diwan et al., 2013)	India	Levofloxacin	750	350
			150	570
(Verlicchi et al., 2012)	Italy	Enoxacin	480	300
			450	900
(Verlicchi et al., 2012)	Italy	Norfloxacin	100	300
			510	900
(Diwan et al., 2013)	India		160	570
(Kovalova et al., 2012)	Switzerland		3140	346
(Kovalova et al., 2013)			5933	346
(Gros et al., 2013)	Spain		327	400
(Li and Lin, 2015)	Taiwan		241	---
(Ohlsen et al., 2003)	Germany		44000	---
(Lienert et al., 2007)	Vietnam		15200	---
			3400	---
			13600	---
			8400	---
(Mendoza et al., 2015)	Spain	Sulfadiazine	137	1000
(Chang et al., 2010)	China		48	---
			253	---
(Verlicchi et al., 2012)	Italy		33	300
			380	900
(Nielsen et al., 2013)	Denmark		630	---
(Kovalova et al., 2012)	Switzerland		6640	346
(Oliveira et al., 2015)	USA		50	300
(Li and Lin, 2015)	Taiwan		19.2	---
(Oliveira et al., 2015)	USA	Sulfamethoxazole	970	250
			2170	250
			490	300
			1350	450
			770	450
			1520	600
(Diwan et al., 2013)	India		2240	570
(Lienert et al., 2007)	Vietnam		20300	220
			18900	520
(Gros et al., 2013)	Spain		4817	400

(Kovalova et al., 2013)	Switzerland		4700	346
(Santos et al., 2013)	Portugal		8714	1456
			5524	350
			1288	110
			695	96
(Li and Lin, 2015)	Taiwan		16.1	---
(Nielsen et al., 2013)	Denmark		16000	---
(Verlicchi et al., 2012)	Italy		6500	300
			3400	900
(Chang et al., 2010)	China		613	---
			195	---
			1060	---
(Brenner et al., 2011)	Brazil		37300	---
(Lindberg et al., 2004)	Sweden		12800	---
(Ohlsen et al., 2003)	Germany		6000	---

Tabela 4: Estudos recentes sobre a existência de fármacos nas águas residuais e no solo.

Ref.	Experimental study characteristics	High concentration drugs	Study area	Investigated drugs/Parameter
(Lin and Tsai, 2009)	The study was done for hospital effluent and its concentration	Acetaminophen=417.5 µg/L and erythromycin-H_2O=7.84 µg/L	Pharmaceutical industries and surface water in Taiwan	11 antibiotics, 3 estrogens, 5 NSAIDs, 1 β-blocker and 1 lipid regulator
(Kolpin et al., 2002)	Survey of rivers in the USA that included 139 streams. They found that 82 from 95 were found in 80% of the chosen streams	Sulfamethoxazole=21.5% and erythromycin-H_2O=19%	Pervasive presence in surface water	95 pharmaceutical drugs including NSAIDs, antibiotics and lipid regulators
(Wiegel et al., 2004)	A study conducted on River Elbe including tributaries, Germany	Concentration 20-140 ng/L for all antibiotics	Pharmaceuticals from hospitals and drug manufacturing units	NSAIDs, antibiotics including lipid regulators are considered
(Heberer, 2002)	Reported the presence in different countries. Human pharmaceuticals not removed in sewage treatment plants and received by waters body	Drug carbamazepine low concentrations	Pharmaceuticals from hospitals and drug manufacturing units	About more than 80 drugs including metabolites reported as microgram/liter in sewers and surface water
(Kümmerer, 2001)	In the study, the drugs in aquatic environment and drinking water system	---	Pharmaceuticals reported in the aquatic ecosystem	NSAIDs, antibiotics and lipid regulators

(Ternes, 1998)	German municipal sewage effluents, surface water including rivers and streams and metabolites and thus contaminating the surface water	Carbamazepine concentration was as high as 6.3 µg/l	lack of treatment many drugs detected and at least one municipal STP effluent	Presence of 32 drugs like psychiatric drugs, antiepileptic drugs, β-blocker
(Prasanna et al., 2015)	A study was done to access the drugs occurrence, metabolism including toxicity in the aquatic environment for countries developed countries like Spain, USA, etc	Several drugs found in the range of µg/l in influent and effluent	Downstream from municipal sewage treatment plants	More than hundred pharmaceutical drugs and its metabolites
(González Alonso et al., 2010)	The study was done on the occurrence of psychoactive drugs and its metabolites in Jarama, Manzanares, Guadarrama, Henares and Tajo	---	Downstream to the 10 STPs in the vicinity	Fluoxetine, citalopram, venlafaxine, oxazepam, carbamazepine and 7-aminoflunitrazepam
(Martín et al., 2011)	Drugs effluent of cancer treatment in the river water	Maximum concentration 14 ng/l	Pharmaceuticals from hospitals and drug manufacturing units	Cytabine, doxorubicin, etoposide, gemcitabine, and vinorelbine

(Kümmerer, 2009a)	They draw the attention towards antibiotic resistance by extensive use by human and veterinary medicine	----	human and veterinary medicine	NSAIDs, antibiotics and lipid regulators
(Xu et al., 2007)	In the study occurrence of drugs and its residues from four sewage treatment plants in South China	Concentrations of drugs in influents and final effluents ranges from 10 to 1978 ng/L	Four sewage treatment plants in South China	Eight selected antibiotics like chloramphenicol, fluoroquinolone, and macrolide groups
(Zhang et al., 2008)s	Drugs detected in the aquatic ecosystem. The removal by mechanisms: biotransformation, air stripping, sorption and photo-transformation	---	Wastewater treatment plants use activated sludge process	Carbamazepine, diclofenac and their metabolites
(Kummerer, 2001)	Study on sources, occurrence, and elimination of pharmaceutical groups from aquatic life	---	Hospital effluent	Antibiotics, anti-tumour, contrast media and anaesthetics, as well as AOX, was seen
(Ferrari et al., 2003)	A study did for occurrence drug in France, Greece, Italy, etc	---	Sewage treatment plant effluents	Carbamazepine and clofibric acid
(Bound and Voulvoulis, 2004)	A study was done by European Union and the USA for pharmaceutically active compounds and personal care products	---	Aquatic environment	Predicting environmental concentrations with no effect concentrations on toxicity assays

(Pereira et al., 2015)	The study was done on the wide range from occurrence to environmental risk in Portugal	Lipid regulators=184.1 ng/L , anti-inflammatories=133 9.4 ng/L and, and antibiotics= 330.7 ng/L	wastewater treatment plants influents	even of the most consumed pharmaceuticals
(Qin et al., 2015)	A study performed to access the effect on the reclaimed water with pharmaceuticals	---	Reclaimed water irrigation	Pharmaceuticals and its metalloids in agricultural soils
(Jjemba, 2002)	The study on the fate of human and veterinary therapeutic agents and phytotoxicity	---	Sewage treatment	Growth and development of Phaseolus vulgaris L., Glycine max, Medicago sativa, Zea mays
(An et al., 2006)	A study was done on for ecotoxicological effect on Korean wastewater treatment plants at Daphnia	Nine pharmaceutical concentrations Influents=10 ng/L to 89 μg/L and effluents=10 ng/L to 11 μg/L	Wastewater treatment plants	Nine Pharmaceutical concentrations
(Fent et al., 2006)	Study on sewage treatment plant effluents, aquatic ecosystem	---	Standard laboratory organisms are about two orders of magnitude used	Diclofenac, fluoxetine and propranolol

(Emmanuel et al., 2005)	An investigation did for ecological risk and management framework for hospital effluents treatment plant	---	Diagnostics and Research Centres	AOX, BOD$_5$, toxicity assessment, bioluminescence assay using Vibrio fischeri photobacteria, COD, Pseudokirchneriella subcapitata, Daphnia Magna
(Escher et al., 2010)	An investigation did for the ecotoxicological potential of the 100 pharmaceuticals in wastewater streams in Switzerland	---	General hospital and a psychiatric centre	100 pharmaceuticals studied including NSAIDs, antibiotics and lipid regulators
(Brooks et al., 2003)	An investigation did access the fluoxetine in environmentally and test by Japanese medaka (Oryzias latipes)	---	Municipal wastewater treatment plant	Fluoxetine detection in surface waters
(Kim et al., 2007)	An investigation did for occurrence and research gaps in Korea	Sulfamethoxazole=6 .3 ng/L and acetaminophen=1.8 ng/L	Veterinary and human medicine	Acetaminophen, carbamazepine, and 6 sulphonamide related antibiotics
(Cleuvers, 2003)	An investigation done for ten prescription-type drugs in aquatic ecosystem	---	Aquatic organisms from taxonomical groups	Cladoceran *Daphnia Magna*, chlorophyte and *Lemna minor*

(Hernando et al., 2006)	An investigation did for occurrence and ecological risk from pharmaceutical residues	---	pharmaceuticals detected in aquatic life and soil	Risk Quotient (RQ) method
(Stuer-Lauridsen et al., 2000)	pharmaceuticals analysis in the primary health sector in Denmark	Furosemide, ibuprofen, oxytetracycline and ciprofloxacin	Primary health sector	25 most used pharmaceuticals
(Pal et al., 2010)	Study on aquatic environments	---	Aquatic Waterbody	Pharmaceuticals and hormones
(Al-Hashimia and Jasema, 2013)	A study was done on hospital wastewater, Iraq on lab-scale sequencing anoxic/anaerobic MBR	-----	Hospital wastewater	Conventional Parameters like BOD5, COD etc
(Andersen et al., 2013)	Investigation on oncological ward effluent by moving bed biofilm reactor + ozonation, Denmark.	-----	Oncological ward effluent	Triclosan, mefenamic acid, diclofenac, naproxen
(Arslan-Alaton and Dogruel, 2004)	A study was done on raw hospital effluent, Turkey by Ozonation + O3/UV and O3/UV/H2O2	-----	Raw hospital effluent	COD and absorbance was seen
(De Almeida et al., 2013)	Investigation on University hospital, Santa Maria (Brazil) using a septic tank and full scale anaerobic filter	-----	Raw hospital effluent	Five anti-anxiety and anti-epileptic compounds
(Kovalova et al., 2012)	A study carried out on pilot-scale primary clarifier + MBR in Cantonal Hospital, Baden, Switzerland	-----	Raw hospital effluent	56 pharmaceuticals
(Mousaab et al., 2014)	A study done to drugs removal using UF membrane using ASP		Raw hospital effluent	Pharmaceuticals

1.2 Fontes de ocorrência de resíduos farmacêuticos

1.2. 1Ambiente aquático

Muitos ribeiros e rios recebem água de estações de tratamento de águas residuais e têm frequentemente uma concentração elevada a média de antibióticos ou dos seus resíduos, tal como se verificou na zona de Hyderabad (Fick et al., 2009). Num estudo realizado em três rios do sul da Índia, que recebem efluentes domésticos e industriais tratados, foi registada uma concentração elevada de resíduos farmacêuticos (Ramaswamy et al., 2011). Atualmente, os produtos farmacêuticos são muito utilizados e o seu fabrico em diferentes partes do país está no auge (Kurunthachalam, 2012). Verifica-se que são realizados muito poucos estudos sobre antibióticos em diferentes estados da Índia, o que deixa muitas lacunas, como a compreensão da interação entre resíduos, metabolitos e o efeito sinérgico da massa de água de reanimação.

O uso irrestrito de antibióticos é comum para o tratamento de doenças preventivas (Binh et al., 2018). Devido a técnicas agrícolas inovadoras, muitas novas doenças bacterianas são comuns, o que leva ao uso excessivo de antimicrobianos. Muitos desses antibióticos são legais, como as sulfonamidas, as lactamas, as quinolonas, etc., e alguns são ilegais, como o cloranfenicol, a maioria das fluoroquinolonas e os grupos de nitroimidazóis. Devido à grande variedade de antibióticos disponíveis no mercado, hoje em dia é difícil controlá-los, pondo assim em risco os utilizadores e o ecossistema aquático. Com o aumento do sector da aquicultura, a produção de alimentos e as enormes oportunidades de emprego tornaram-se um sector importante. Nos países em desenvolvimento, após a sua independência, a produção aquícola cresceu muito em comparação com outros pequenos sectores. A Índia e a China são líderes nos países asiáticos, com uma produção de 4,88 milhões de toneladas métricas e uma exportação de 9,8 milhões de toneladas métricas (Project and Fish, 2016). O uso de antibióticos é comum a este sector industrial mencionado. O uso em corpos aquáticos varia e conta com cerca de 37,7% da produção total de produtos farmacêuticos em alguns países (Binh et al., 2018). As quinolonas são o antibiótico sintético mais utilizado devido à sua estabilidade na água e nos sedimentos (Le e Munekage, 2004), embora sejam proibidas em alguns países (Dries et al., 2015). São utilizados durante a fase de crescimento do camarão, como a ciprofloxacina, e alguns outros tipos, como a norfloxacina, o ácido oxalínico ou a enrofloxacina, durante todas as fases de produção (Thuy et al., 2011). A ciclagem também é utilizada durante a fase de larva sob a forma de oxitetraciclina, doxiciclina e sulfonamidas, trimetoprim após a fase de produção (Pham et al., 2015; Thuy et al., 2011).

Há vários tipos de antibióticos detectados num ecossistema aquático, como a criação de camarões e de peixes. Cerca de 91,6% da amostra do Vietname que recebeu águas residuais da aquicultura contém pelo menos um antibiótico e cerca de 55,2% contém 3 a 4 tipos diferentes de grupos de antibióticos como sulfonamidas, macrólidos, etc (Nguyen Dang Giang et al., 2015) (Le e Munekage, 2004). Devido à utilização generalizada destes antibióticos na aquicultura, foram detectadas diferentes concentrações no ambiente. Verifica-se que a concentração mais elevada de enrofloxacina atinge até 680 ng/L na descarga de condutas de águas residuais numa exploração piscícola, o que é bastante elevado em comparação com a ofloxacina e a norfloxacina provenientes de explorações de camarões (Andrieu et al., 2015; Takasu et al., 2011). A enrofloxacina é proibida de acordo com muitas regras locais, mas ainda existe no efluente da aquicultura. Não só contamina a água como também se deposita nos sedimentos juntamente com as partículas de ração (Chi et al., 2018). O uso de antibióticos fluoroquinolonas não só produziu risco e efeitos adversos prolongados para a vida no meio aquático, mas também nos sedimentos (Andrieu et al., 2015; Le e Munekage, 2004; Nguyen Dang Giang et al., 2015). A concentração de ácido oxalínico foi estimada no máximo até 2,5 ng/L, o que é bastante semelhante às águas superficiais do canal próximo (Le e Munekage, 2004).

1.2.   2Marido

Os antibióticos são utilizados regularmente como factores de crescimento na indústria organizada de lacticínios, bovinos e suínos em todo o mundo. Presume-se que o uso excessivo e não terapêutico dos antibióticos seja o desenvolvimento de genes resistentes aos mesmos. Em países como a Índia, a utilização de antibióticos é uma das principais preocupações da indústria pecuária e dos lacticínios, que sustenta a economia do país. A utilização profiláctica em explorações avícolas é também uma preocupação atual. Os estrumes dos animais de criação são uma fonte importante de acumulação de resíduos de antibióticos no ambiente, quer diretamente nos campos agrícolas, quer nos lagos, para aumentar a sua produção natural. A degradação desses antibióticos depende geralmente do fotoperíodo e da temperatura ambiente, pelo que se espera que países como a Índia sejam mais rápidos do que outros. No entanto, esta afirmação carece do apoio adequado de dados nesses países em desenvolvimento (Project and Fish, 2016).

Tal como no caso da utilização em aquicultura, são utilizados para o mesmo fim, pondo assim em risco o ambiente. Muitos desses antibióticos são proibidos em alguns países, como o cloranfenicol, a furazolidona e o dimetridazol, enquanto outros os autorizam com utilização limitada para fins veterinários, como a salinomicina, a avilamicina e a monensina (Dries et al., 2015).

Foi relatado que mais de mil produtos para alimentação animal, 43,7 contém pelo menos um antibiótico como a bacitracina e 5,4% para aves de capoeira, 21,5% para alimentação de suínos contém pelo menos dois deles como a clortetraciclina (Pham Kim et al., 2013). Na indústria suinícola, são normalmente utilizados como promotores de crescimento até 66,7% em grande escala, 43,3% em média escala e 20% em suinicultura doméstica. Pelo menos 50% do produto contém pelo menos dois antibióticos nas explorações de aves de capoeira e de suínos durante a sua vida útil para a prevenção de doenças. De um modo geral, a utilização de mais de 10 antibióticos e 8 grupos foi registada como frequente na indústria de produção animal em todo o mundo (Van Cuong et al., 2016). A salinomicina e a espiramicina são drogas proibidas, mas ainda detectadas e são medicamentos de importância crítica para o ser humano e de uso generalizado. De acordo com uma estimativa, cerca de 42,2 toneladas de antibióticos foram utilizadas na indústria avícola e 981,3 toneladas (Van Cuong et al., 2016).

O grupo de antibióticos das fluoroquinolonas, como a enrofloxacina (Baytril), é utilizado no tratamento de infecções respiratórias e do trato urinário em suínos e aves de capoeira e representa um grande risco para os seres humanos, uma vez que aumenta a resistência ao Cipro (Turner, 2011). As cefalosporinas de 3rd geração são utilizadas em animais para tratar infecções bacterianas em bovinos e suínos, incluindo o controlo da mortalidade em galinhas (Turner, 2011). Este fármaco também representa uma grande ameaça para os seres humanos, uma vez que o ceftiofur está implicado no desenvolvimento de resistência a estes fármacos, tal como as cefalosporinas. Alguns medicamentos, como as estreptograminas, são proibidos pela UE desde 1999, mas ainda são detectados na indústria alimentar e podem prejudicar os seres humanos, tornando os antibióticos resistentes às infecções (Turner, 2011). O quadro 5 resume a situação atual da utilização de antibióticos na criação de animais e os regulamentos (Maron et al., 2013). Há três tipos principais de risco associados ao uso irrestrito de antibióticos na indústria de criação de animais (Turner, 2011), por exemplo:

1. desenvolvimento de infecções relacionadas com os alimentos devido à utilização contínua de antibióticos e que podem resultar em resistência à sua utilização. Desenvolvimento de bactérias multi-resistentes como *Campylobacter*, *Salmonella* e *E. coli*.

2) Geração de superbactérias ou de estirpes multirresistentes de bactérias, que podem ser transmitidas aos seres humanos através do contacto.

3. desenvolvimento e propagação de genes de resistência aos antibióticos no ambiente.

Quadro 5: Cenário atual da utilização de antibióticos na criação de animais em diferentes países.

Ref.	Country	Banned Drugs	Regulatory Authority	Growth promoters banned	Veterinary prescription requirement
(United States Government Accountability Office, 2011)	European Union	avoparcin tylosin carbadox spiramycin bacitracin virginiamycin olaquindox	EU-laws	Yes	Yes with exceptions
(Hadi, 2009)	Taiwan	no restriction	Veterinary Drugs Control Act	Yes	Yes
(Cogliani et al., 2011)	Netherlands	olaquindox carbadox	MARAN system	Yes	Yes
(APUA, 2010)	Germany	avoparcin	Deutsche Antibiotika-Resistenzstrategie DART	Yes	Yes
(United States Government Accountability Office, 2011)	Denmark	3rd-generation cephalosporins fluoroquinolones	Danish government	Yes	Yes
(Wierup, 2001)	Sweden	virginiamycin avoparcin virginiamycin regimens olaquindox or mecadox	Sweden Government	Yes	Yes
("Antibiotic Use in Food	Mexico	avoparcin tylosin	Federal Law of Animal Health	Yes	Yes

Animals — ALLIANCE FOR THE PRUDENT USE OF ANTIBIOTICS," n.d.)		salinomycin			
		vancomycin			
		virginiamycin			
		bacitracin			
		avilamycin			
		monensin			
		bambermycin			
		spiramycin			
(Sekiya, 2015)	Japan	no restriction	Food Safety Commission	No	Yes
(Francom, 2011)	South Korea	not known	South Govt.	Not known	Not known
("Harmful Substances in Food Regulations," n.d.)	Hong Kong	Aflatoxin, amoxycillin, ampicillin and bacitracin	Conservation Department states that Hong Kong	No	Yes
("Harmful Substances in Food Regulations," n.d.)	Russia	Levomycetin, Grysin, Bacitracin, and the tetracycline group	Russia Goverment.	Not known	Not known

1.2.3 Hospitais

De acordo com as estimativas, o consumo de antibióticos em todo o mundo varia entre 100 000 e 200 000 toneladas (Wise, 2002), o que gera o problema do sistema de resistência aos antibióticos no ambiente (Khan et al., 2015; Tan et al., 2009). Na Índia, são notificados periodicamente vários tipos de bactérias, que estão na agenda científica mundial como uma grande ameaça para o sistema de saúde (World and Assembly, 2004). A principal causa deste fenómeno é, supostamente, os efluentes dos hospitais e dos estabelecimentos de saúde, incluindo as excreções humanas e animais. A maior parte destes antibióticos não é metabolizada e entra no ecossistema através da urina ou das fezes, tornando-se nas principais fontes de contribuição dos antibióticos (Brown et al., 2006).

Os efluentes hospitalares em geral são compostos por águas residuais de diferentes actividades médicas, como o diagnóstico de operações, e actividades não médicas, como casas de banho, lavandaria, etc., incluindo descargas especiais de laboratórios e instalações de investigação (Carraro et al., 2016). Em comparação com as águas residuais, contém uma concentração mais elevada, incluindo vários micropoluentes, 4 a 50 vezes superior à das águas residuais, como medicamentos e seus metabolitos, metais pesados e agentes de contraste (Verlicchi et al., 2012). Podem ser nocivos tanto para o homem como para os animais (Chonova et al., 2016). Algumas das substâncias são controladas por leis locais, mas a maior parte delas não dispõe de leis e mecanismos de eliminação adequados na maioria dos países do mundo (Verlicchi et al., 2012). É igualmente importante notar que os antibióticos são nocivos, mas os seus resíduos, incluindo os metabolitos, também são perigosos para a saúde humana devido à degradação ou degradação. Muitos estudos relataram a concentração mais elevada, incluindo a sua contribuição para o ambiente. Kummerer et al. referiram que mais de um quarto dos antibióticos são libertados dos hospitais na Alemanha, em comparação com a Suíça, onde essa percentagem é de apenas 18% (Kummerer, 2003). Se se considerar a prescrição, esta representa cerca de 20%

na Europa (De With et al., 2004), 30% no Reino Unido (House of Lords, 1998) e cerca de 25% nos EUA (Wise, 2002). A sua contribuição depende da área de estudo e dos compostos visados, de acordo com o relatório de Thomas et al. que é apenas de cerca de 2% ou mesmo menos (Thomas et al., 2007) nas estações de tratamento. Nalguns estudos, verificou-se que a contribuição do hospital é de cerca de um terço da contribuição total e que a concentração de moléculas específicas é muito mais elevada do que a de outras moléculas causadoras de riscos ambientais (Herrmann et al., 2015). Beier et al. registaram que cerca de 34 % dos medicamentos prescritos provêm de hospitais e que 94 % da claritromicina é uma molécula específica (Beier et al., 2011). Escher et al. concluíram que as contribuições dos hospitais são de cerca de 38% em comparação com 62% dos esgotos (Escher et al., 2010). Daouk et al. referiram no seu estudo que a contribuição do hospital é de cerca de 29% para a Suíça e de até 77% para moléculas-alvo, como a piperacilina, a cisplatina, etc. (Daouk et al., 2016).

Vários estudos comunicaram uma contribuição hospitalar dos compostos visados muito inferior a cerca de 15% (Carraro et al., 2016; Verlicchi et al., 2012). Ort et al. constataram que a contribuição hospitalar é muito inferior a cerca de 5% para 17 compostos e até 15% para 11 compostos importantes (trimetoprim=18% e roxitromicina=56%) (Ort et al., 2010). Verlicchi et al. concluíram no seu estudo que é cerca de 5 % para 32 moléculas-alvo, até 15 % para 18 moléculas e ligeiramente superior a 15 % para 12 moléculas, incluindo sete antibióticos e um analgésico (Verlicchi et al., 2012). Concluiu-se também que a concentração de ofloxacina, azitromicina, claritromicina e metronidazol é mais elevada. Le Corre et al. também salientaram que até 84% das moléculas visadas, com uma contribuição dos hospitais de cerca de 15%, tendo 10 a 20% de substâncias utilizadas apenas em hospitais (Carraro et al., 2016). De acordo com Herrmann et al., um estudo realizado num hospital geral indica que o consumo de medicamentos para o trato alimentar e o sistema cardiovascular é até 500 vezes inferior ao de outros hospitais próximos, incluindo o mesmo padrão de consumo em comparação com as águas residuais municipais para alguns antibióticos (como a cefuroxima e o clometiazol) (Herrmann et al., 2015).

A contribuição dos hospitais para a presença de micropoluentes na água pode ser determinada através de diferentes estratégias e métodos de amostragem. Os hospitais são uma fonte relativamente importante de poluentes para a entrada de antibióticos, analgésicos e medicamentos de classes terapêuticas. É preciso notar que a sua contribuição depende também de numerosos factores, como a densidade de camas, a localização, a estação do ano e o tipo de estabelecimento de saúde, entre outros (Ort et al., 2010; Verlicchi et al., 2012).

1.1.4. Risco ambiental dos antibióticos e dos seus resíduos

Os resíduos de antibióticos são absorvidos por plantas ou animais no ambiente e apresentam efeitos indesejáveis. Como os antibióticos no ambiente podem ser a causa de genes resistentes no ambiente, os seus resíduos ou metabolitos também apresentam riscos para os seres humanos e os animais (Verlicchi et al., 2012) e para o funcionamento do ecossistema. Os antibióticos têm compostos que podem restringir ou parar o crescimento de microorganismos e estão na ponta do equilíbrio do ecossistema. Isto pode ser bem compreendido se o solo perder bactérias fixadoras de azoto devido a resíduos de antibióticos, então a sua importância será menor em comparação com outras ou durante o tratamento de águas residuais domésticas se as bactérias de tratamento perderem ou morrerem pode resultar numa menor eficiência da estação ou esquema de tratamento. Este tipo de situação é relatado por Santo et al. e o efeito tóxico devido aos resíduos também é discutido (Kummerer, 2009b, 2009a). A preocupação prende-se com o facto de os resíduos de antibióticos resultarem no desenvolvimento de microrganismos resistentes com o passar do tempo, mesmo a uma concentração muito baixa (Kummerer, 2009a). Esses genes ou vectores resistentes podem também ser transferidos para animais ou seres humanos. Mas, em alguns casos, também se verificou que a sua presença no ecossistema aquático mostra um efeito muito reduzido ou nenhum efeito, mas não existe uma interação direta entre os resíduos de antibióticos ou os seus resíduos (Hanna et al., 2018; Huys et al., 2007). Verifica-se também que as bactérias resistentes aos antibióticos têm um ponto quente na água dos condados asiáticos e que é detectada uma concentração mais elevada de antibióticos sulfonamidas.

1.3 . Tecnologias de tratamento actuais

Nesta secção da revisão, foram considerados os diferentes tipos de tratamento disponíveis atualmente para o tratamento de efluentes hospitalares, bem como a sua comparação entre si, a fim de aceder a uma melhor tecnologia de remoção. São referidas mais de 48 publicações de 1995 a 2017 para investigar o cenário mundial do tratamento de efluentes, incluindo instalações à escala laboratorial, à escala-piloto e à escala real com esquemas de tratamento primário, secundário e terciário. Os dados recolhidos referiam-se a 108 eficiências de remoção de medicamentos de diferentes classes, como analgésicos, anestésicos, reguladores lipídicos e medicamentos psiquiátricos, etc. A maior parte dos estudos efectuados, cerca de 69%, são realizados em instalações à escala piloto/laboratorial e 31% em instalações à escala real. Observou-se também que mais de 53% dos estudos sobre este tema são efectuados em países europeus, 27% em países asiáticos, 16% no Brasil e 4% em países africanos. Verifica-se também que 40% destes estudos consideraram apenas os parâmetros convencionais e os restantes a remoção de fármacos e dos seus resíduos.

Nos países asiáticos, devido à escassez de água, esses estudos foram realizados com o objetivo de a tratar e utilizar de forma segura para várias necessidades, nomeadamente a irrigação (Al-Hashimia e Jasema, 2013). Como regra geral para a reutilização direta, os efluentes podem ser tratados biologicamente, seguindo-se a cloração, mas esta filosofia não é apoiada por investigações sobre a remoção de micropoluentes ou a ecotoxicologia.

Nos países europeus, foram efectuadas investigações para conhecer as fontes, os riscos e a carga de micropoluentes nas estações de tratamento que lhes estão associadas. Ainda se discute se esses efluentes devem ser tratados na fonte ou numa estação de tratamento convencional (Ort et al., 2010; Santos et al., 2013; Verlicchi et al., 2012), dependendo da contribuição dos cuidados de saúde e da área recetora.

1.3.1. Tratamento primário das águas residuais hospitalares

O principal objetivo do tratamento primário é remover os materiais mais grosseiros das águas residuais, de modo a que os equipamentos mecânicos e eléctricos possam ser protegidos contra danos. Também foram efectuados alguns estudos para reduzir a toxicidade dos produtos químicos nos efluentes hospitalares, melhorando assim a biodegradabilidade dos efluentes. A coagulação e a floculação convencionais removem as partículas em suspensão, mas são difíceis de depositar nos efluentes hospitalares, ao passo que a ozonização, bem como os processos de oxidação avançados (POA), podem funcionar bem neste caso. A remoção de CQO de cerca de 70% é conseguida com a adição de 200 mg/L de FeCl3 e aumenta até 98% se for utilizado coagulante no efluente hospitalar. Se for utilizado cloridrato de cálcio (CaCl2) como desinfetante, tanto os microrganismos como a CQO diminuem. Foram efectuados poucos estudos sobre a eficácia do tratamento primário dos efluentes hospitalares. Os resultados não mostram um bom sinal de remoção de medicamentos ou dos seus resíduos com esse tratamento, mesmo quando se utilizaram alguns coagulantes comuns como o $Al_2(SO_4)_3$ e o FeCl3. Mas também se observou que foi conseguida uma remoção de 60% para o diclofenac e algumas fragrâncias. No Brasil, o trem de tratamento de efluentes hospitalares por fossa séptica seguido de filtro anaeróbio mostra uma remoção de 17% de ciprofloxacina. Outro estudo para melhorar a remoção de COD e biodegradabilidade usando ozono em combinação com raios UV e H2O2 também foi realizado como um pré-tratamento. Durante o estudo observou-se que 47,5% de remoção de CQO foi alcançada a pH=6, tendo uma concentração de O3 de cerca de 10 mg/L com uma dose de H2O2=1,8 mL durante 60 min na lâmpada UV (254nm). O AOP é um método eficiente para a remoção de absorvância, mas a utilização de H2O2 leva a uma baixa eficiência devido ao efeito de eliminação dos radicais hidroxilo. Durante a ozonização de efluentes de diálise renal, observou-se uma remoção de CQO de cerca de 70% a O3 de 25mg/L em 20 minutos e melhorou a biodegradabilidade de 0,15 para 0,26 (CBO5/CQO). Outro estudo relativo ao melhoramento da biodegradabilidade foi efectuado de modo a obter uma eficiência de CQO, CBO5 e COT de cerca de 77%, 61% e 52% utilizando uma relação de doze de CQO: H2O2: Fe^{+2} como 1:4:0,1 respetivamente a pH=3, tempo de reação = 2 h. A relação CBO5/COD também foi melhorada de 0,3 para 0,52. Este estudo foi bem apoiado por estudos anteriores, uma vez que a melhoria da DQO se deve a uma melhor mineralização dos compostos orgânicos, aumentando assim a biodegradabilidade. O efluente hospitalar pré-tratado pode atingir 90% de remoção de CQO em comparação com 30% no efluente bruto.

De todos esses estudos, concluiu-se que o pré-tratamento pode melhorar a remoção de CQO, bem como a biodegradabilidade. O pré-tratamento pode ser efectuado por ozonização, foto-Fenton ou em combinação. No entanto, a sua comercialização requer mais investigação, tendo em conta os aspectos toxicológicos e económicos.

1.3.2. Tratamento secundário de efluentes hospitalares

Nas águas residuais hospitalares, devido ao efeito inibitório do tratamento biológico, é necessária uma atenção especial para a remoção eficaz dos medicamentos, dos seus resíduos, dos detergentes e dos desinfectantes. Observa-se que a clarificação primária nunca é utilizada e que se utiliza normalmente um crivo fino de 0,5 a 1 mm ou um crivo grosso de 2 mm. Em muitos países, o tratamento secundário foi efectuado utilizando um reator biológico de membrana (MBR). Verlicchi et al. referiram que os detritos em movimento nas águas residuais hospitalares podem ser eficazmente removidos utilizando o tratamento primário, o que está de acordo com estudos anteriores sobre o impacto do ragging no MBR. Um tanque de armazenamento antes de alimentar a membrana pode proporcionar uma melhor sorção de compostos de platina cancerígenos devido ao contacto de partículas sólidas com micropoluentes. É bastante evidente que, depois de passar pelo tratamento primário, melhorou a remoção de compostos de platina, bem como a carga no MBR devido à sorção.

Num reator biológico, a concentração de biomassa pode ir até 20 g/L e as lamas podem ser retidas entre 20 dias e 100 dias, com exceção dos MBR utilizados com o processo convencional de lamas activadas, que têm um SRT até 15 dias em cada um. As membranas do tipo ultrafiltração (UF) e microfiltração (MF) foram normalmente investigadas durante o tratamento de efluentes hospitalares específicos. Uma membrana submersa com biorreactor foi utilizada no projeto PILLS (Adamcza et al., 2012) e num estudo austríaco, a alimentação de MBR com efluentes de uma enfermaria oncológica. De um modo geral, foi observada uma elevada eficiência na remoção de macro poluentes e na redução do intervalo de variabilidade do MBR, como as eficiências de remoção de CQO, DOC e NH_4^+ de cerca de 99%, 94% e 99%, respetivamente.

Os efluentes de lavandarias hospitalares descarregam certos poluentes e o aumento súbito do ácido fórmico pode levar a uma alteração do pH do reator, bem como a uma diminuição da eficiência devido à rutura das lamas. Foram efectuados muitos estudos com o sistema MBR, utilizando diferentes tempos de envelhecimento das lamas e tempos de retenção superficial (SRT). Observou-se que um TRS até 25 dias aumenta a remoção de atenolol e claritromicina, a 30 dias de diclofenac e eritromicina e a 50 dias de naproxeno, lidocaína, ciprofloxacina, etc. Em geral, a TRS de 30 dias remove 90% dos compostos seleccionados. No caso do metoprolol e do iopamidol, obtém-se uma remoção de cerca de 50% com este tempo de armazenamento. Mas é bastante inferior, cerca de 25%, para fármacos como a indometacina, o carboxilato de oseltamivir, o iohexol, o iomeprol e o oxazepam. Os agentes antineoplásicos com compostos de platina apresentam uma melhor remoção devido à elevada afinidade para a sorção.

A investigação suíça no âmbito do projeto PILLS mostra que a remoção de 90% dos produtos farmacêuticos e da carga de metabolitos com SRT varia entre 30 e 50 dias e que a eficiência é fraca para a clindamicina, o diclofenac e a furosemida. A remoção de AOX também ocorre em MBR dentro de intervalos de cerca de 0,56 a 0,85 mg/L, mas é necessário um tratamento adicional para cumprir as normas de descarga. É vantajoso não ter partículas em suspensão nos MBR porque estas interferem no processo de remoção de micropoluentes. Devido a estas vantagens, foram instaladas instalações à escala real em Itália, na Alemanha e na China para o tratamento de efluentes hospitalares.

Foi realizado um estudo sobre os efluentes hospitalares através do processo de lamas activadas e de MBR. Foram observadas muitas conclusões importantes, tais como um arranque lento das lamas activadas, uma baixa remoção de CQO de cerca de 88% em comparação com 93% no MBR e uma tendência para o aumento de volume. Devido à retenção da membrana, observou-se uma elevada eficiência de remoção bacteriana no MBR e não se observou qualquer diferença na remoção de etilestradiol entre os dois reactores. De acordo com estudos anteriores, o MBR, devido ao maior desenvolvimento de diferentes bactérias na biomassa e a um SRT mais elevado, incluindo a remoção de sólidos em suspensão, contribui grandemente para a remoção de medicamentos e dos seus metabolitos do fluxo. A utilização de membranas UF permite evitar a propagação de bactérias patogénicas e de bactérias resistentes aos medicamentos.

1.3.3. Tratamento terciário de efluentes hospitalares

1.3.3. 1Processo de filtração   e adsorção

Foi estudada a investigação europeia com efluentes hospitalares utilizando carvão ativado em pó ou granular seguido de MBR. Na investigação suíça, o absorvente utilizado foi o carvão ativado em pó, com uma área de superfície de 1300 m^2/g e um tamanho de partícula de cerca de d50=15 µm. No reator de carvão ativado em pó, a mistura foi feita de modo a obter uma melhor adsorção com um tempo de retenção de 2 dias. Verificou-se uma melhor separação entre o carvão ativado em pó e o efluente tratado utilizando membranas de ultrafiltração no projeto PILLS e um filtro de fibra de vidro de 1 µm no caso da investigação neerlandesa. A utilização da nanofiltração (NF) é fácil em comparação com a UF e a NF requer um tratamento específico devido à carga pesada de fármacos e seus resíduos ou então o bombeamento de carvão ativado em pó para MBR para reciclagem, resultando numa remoção consistente se investigada. As gamas de doses de carvão ativado embalado utilizadas nos estudos suíços e alemães foram de 8 a 23 mg/L, o que é bastante económico sem comprometer a eficiência de remoção dos fármacos, e no estudo holandês foram de 150 e 450 mg/L utilizadas para o ambiente aquático. No efluente do filtro, observou-se que o COD nas doses de 8 mg/L, 23 mg/L e 43 mg/L era de 4,5 mg/L, 3,7 mg/L e 2 mg/L, respetivamente. No projeto suíço, 25 dos 56 produtos farmacêuticos foram removidos a uma dose de 8 mg/L, 10 compostos apresentaram uma eficiência de remoção de 20% e a uma dose de 23 mg/L, 36 compostos apresentaram uma eficiência de remoção de 80%. Na dose de 43 mg/L, 38 compostos apresentaram 80% de remoção e dois agentes de contraste apresentaram 20% de eficiência. No estudo holandês PILLS, com uma dose de até 450 mg/L, apenas 5 fármacos dos 24 compostos estudados foram removidos. O grupo suíço tentou encontrar uma relação entre a dopagem e a eficiência de remoção em termos de Kow ou Dow. Observou-se que, a pH=8,8, quanto mais elevado for Dow, maior será a remoção de fármacos devido à sorção no caso da acetamidoantipirina, do iomeprol, do metronidazol, etc., mas este facto não foi corroborado por dados experimentais. Assim, concluiu-se que não só Dow influencia a mecânica de remoção, mas também PKa e o tamanho molecular têm um efeito considerável. Na eficiência de remoção do carvão ativado em pó

depende geralmente de muitos factores como o tamanho dos poros, a textura, a área de superfície, o ponto de carga zero e o grupo funcional. No caso dos compostos básicos, a adsorção é eficaz para os compostos não carregados e alguns estudos referem o mesmo tipo de adsorção. A melhoria da remoção de meios de contraste através de carvão ativado em pó pode ser feita reciclando-o do processo de tratamento biológico. Estudo realizado no projeto PILLS e na Áustria com efluentes da ala oncológica de um hospital relativamente ao tratamento com MBR seguido de filtração com carvão ativado granular. No projeto PILLS, utilizou-se um filtro de 3 m de altura e 51 min de tempo de contacto, que foi depois alimentado pelo permeado do MBR. Após a filtração, a eficiência de remoção dos medicamentos visados foi muito elevada. No estudo austríaco, a altura do leito foi mantida em 36,7 cm, com um caudal de 7,6 L/h. Os compostos cancerígenos de platina, oxaliplatina e 5-fluorouracil foram considerados no afluente e no efluente do carvão ativado granular. Durante o estudo, foi alcançada uma eficiência de remoção de 50% dos compostos de platina, mas em combinação com UV não é assim devido ao facto de os produtos de fotodegradação mostrarem baixa afinidade com o carvão ativado. É de notar que nenhum subproduto foi deixado de fora neste processo mas outros processados têm-no. Para além disso, as substâncias de oxidação e de fotodegradação revelam igualmente ecotoxicidade para o ambiente.

1.3.3. 2Processo de ozonização

Outra técnica utilizada no tratamento terciário é a ozonização. De um modo geral, o MBR seguido de ozonização foi utilizado em muitos estudos. No estudo efectuado por Nielsen et al. de características do afluente como CQO de 12 a 30 mg/L, COD de 6-11 mg/L, pH de cerca de 8-8,5 e com tempo de contacto de cerca de 12 a 23 min é utilizado para a ozonização com intervalos de doz de 4,1 e 7,8 g O3/g TOC e no projeto PILLS foi investigado 0,45 e 2 g O3/g DOC. Uma dozena mais elevada pode levar à formação de bromatos, pelo que não foi considerada durante o estudo. Também se observou que quanto maior for a dose aplicada, melhor será a eficiência de remoção. No projeto PILLS, 3 de 11 compostos são completamente removidos, 26 de 48 são removidos com uma dose de 0,64 g O3/g DOC, 28 de 49 com uma dose de 0,89 g O3/g DOC e 29 de 49 com 1,08 g O3/g DOC. Durante a ozonização, observou-se uma menor eficiência de remoção dos agentes de contraste e dos citostáticos e, a uma dose média ou elevada de cerca de 1,1 g de O3/g de COD e 4,17,8 g de O3/g de COT, apenas se observou uma eficiência de 60%. No tratamento, a redução de TOC não é observada devido ao facto de a ozonização não eliminar os orgânicos e os micropoluentes, mas transformá-los em compostos degradáveis. A conclusão feita após o projeto PILLS sobre a utilização da eficácia da ozonização em 100 medicamentos de alta prioridade e seus resíduos mostra um futuro promissor. A eficiência de remoção dos fármacos e metabolitos estudados atingiu cerca de 90% a uma dose de 1,08 g O3/g DOC a pH 8,5, mas reduz-se a 50% se for considerado o agente de contraste, sugerindo assim um tratamento separado dos efluentes da unidade radiológica. É devido à elevada formação de subprodutos que a AOP, incluindo a ozonização, precisa de ser associada ao tratamento biológico para atuar como barreira. No projeto suíço a dose de ozono de 7 mg O3/L a concentração de brometo reduziu para 1 µg/L. No processo de ozonização, ele anexa seletivamente a substância orgânica e menos ataque de radicais hidroxila. Como regra geral, a eficiência de remoção em relação ao micropoluente resultante da sua cinética e estrutura molecular dos compostos alvo, com reatividade ao ozono é muito alta para fenol, anilina e aminas, atividade intermédia para tioéster, anisol, a reatividade lenta de aminas, um grupo nitro e nenhuma reatividade de amidas com ozono.

1.3.3.   3Processo de oxidação avançado   (POA)

No processo de tratamento avançado, o principal objetivo é oxidar ou destruir os poluentes orgânicos em água, dióxido de carbono e sais minerais. O processo utiliza a reatividade do radical hidroxilo, radicais superóxido, radicais hidroperoxilo, gerados de diferentes formas com agentes químicos com fontes de energia auxiliares como UV, energia eletrónica. Na maioria dos casos, no processo de tratamento, o radical hidroxilo actua como oxidante e não é seletivo, reagindo com muitos poluentes orgânicos, convertendo-os assim em compostos mais hidrofílicos. Estudo realizado pela Suíça no projeto PILLS, foi feita uma comparação entre UV/TiO2 e UV. A configuração consiste em colunas de reação de cartilagens cónicas com fibra de titânio, a baixa pressão e lâmpadas UV. Para proteger a fibra, foram instalados pré-filtros e a taxa de eliminação após o primeiro, terceiro e nono ciclo foi avaliada com UV/TiO2 e UV, tendo sido observada uma remoção marginal no final do primeiro ciclo. Foi efectuado outro estudo sobre a degradação da ciprofloxacina em efluentes hospitalares por ozonização + radiação UV, UV/TiO2 e O3/H2O2. O TiO2 foi adicionado à taxa de 400mg TiO2/700mL a pH=3 para que a atividade do fotocatalisador pudesse ter lugar. Em seguida, as amostras foram filtradas com uma membrana de 0,22 µm e a remoção completa foi observada após 60 minutos no reator fotocatalítico. O mesmo tipo de resultados é observado após 300 minutos no reator UV. A combinação UV/TiO2 remove eficazmente a 4-aminoantipirina e a 4-metilamino antipirina. Em geral, a utilização desta combinação melhorou a eficiência de remoção em duas vezes sem fotocatálise. Utilizando UV, a eficiência após o terceiro ciclo será a mesma que a do nono ciclo utilizando UV/TiO2. Isto deve-se ao facto de a fibra adsorver a luz, expondo assim a água a uma menor irradiação UV. Observa-se uma melhoria após a utilização de H2O2 com UV e não se observam diferenças nos resultados para doses que variam entre 0,56 g/L e 1,11 g/L. Concluiu-se também do estudo que o comprimento de onda da luz UV deve situar-se na gama de 254 nm para obter uma absorvência máxima em relação ao H2O2 com uma geração eficiente do radical OH. No estudo efectuado por Wilde et al. (adicionar ano) conseguiu-se a degradação de β-bloqueadores de efluentes hospitalares utilizando o pré-tratamento em fossa séptica e filtro anaeróbio seguido de O3 e Fe^{+2}/O3. O resultado foi prometedor e mostra que, em 120 minutos, os compostos originais se degradaram completamente, mas não foram eliminados, e a degradação depende do pH. A natureza alcalina promove a remoção do metoprolol e do propranolol, ao passo que a natureza ácida aumenta a remoção da CQO. Também foi observado o risco devido ao subproduto gerado durante a ozonização, permitindo assim aceder à ecotoxicologia do efluente. No caso da utilização de H2O2, verificou-se uma pequena melhoria devido ao ligeiro aumento da quantidade de radical OH. Os dois aspectos foram testados no projeto PILLS através da adição de H2O2 no tratamento com ozono e da pré-ozonização do permeado do MBR com 1,2 g O3/g DOC, tratando metade do reator com 2,5 mg/L de H2O2. Isto não mostra nenhum resultado significativo na eficiência de remoção. Num outro estudo realizado por Nielsen et al. (2013), concluiu-se uma maior eficiência com maiores doses de H2O2 e ozono aplicadas no permeado. As condições operacionais, usando 130 mg O3/L com 60 mg H2O2/L por 5 min e 450 mg O3/L com 200 mg H2O2/L por 15 min, foram investigadas durante o estudo e todos os micropoluentes selecionados foram removidos.

1.3.3. 4Tratamento nanotecnológico   e processo de osmose inversa (OR)

Estes tratamentos são unidades de polimento para águas residuais hospitalares, pré-tratamento em MBR, de acordo com o ponto de vista técnico. Os resíduos de medicamentos continuam a existir no permeado devido ao peso molecular, ao mecanismo de sorção, ao seu tamanho e à sua carga. As membranas são geralmente definidas pelo corte de peso molecular, mostrando a substância retida na faixa de 60-90%. Os compostos pouco solúveis e os compostos não polares são removidos através do mecanismo de sorção, enquanto as partículas de carga negativa são rejeitadas nos nanoenchimentos ou no processo de osmose inversa (OR) devido à repulsão eletrostática. Num estudo de permeado de MBR com CQO inferior a 30 mg/L e 10 mg N/L, equipado com membrana de microfiltro, foi sujeito a estes processos e verificou-se que a eficiência de remoção mais elevada foi observada pelo processo RO do que pelo nanofiller para os compostos visados. No entanto, no processo RO, o rendimento limitado e os retentados são um problema complexo.

Até à data, não existe um modelo adequado para a rejeição de micropoluentes em nanofiltrações ou no processo de osmose inversa.

1.4Comparação   entre tecnologias de tratamento de efluentes hospitalares

Verifica-se que as tecnologias de tratamento utilizadas para os efluentes hospitalares em todo o mundo são, na sua maioria, MBR, carvão ativado embalado, ozonização e irradiação UV. Os melhores resultados são obtidos utilizando o MBR e o processo de carvão ativado embalado. Num estudo efectuado por Kovalova et al. (ano adicional) sobre a comparação do tratamento de diferentes fármacos, verificou-se que os meios de contraste iodados apresentam uma melhor eficiência de remoção num MBR com UV, cerca de 66% da carga total e 99% para todos os outros fármacos. Pode concluir-se deste estudo que a utilização de cerca de 23 mg/L de carvão ativado empacotado com 1,08 g O3/g de DOC com 2400 J/m^2 UV será a melhor forma de obter uma elevada eficiência na remoção de fármacos. A Tabela 6 mostra uma estimativa aproximada das eficiências de remoção em relação às tecnologias de tratamento utilizadas a nível mundial para micropoluentes. É necessário compreender que a escolha da melhor tecnologia para o tratamento de águas residuais hospitalares não resultará numa remoção completa ou no seu efeito ecotoxicológico. O TiO2 é uma tecnologia capaz devido à remoção dos compostos 17-β-estradiol e 17-α-etinilestradiol. A AOP é também uma técnica promissora devido à sua eficácia na remoção de fármacos e ao facto de não ser afetada por outras tecnologias, de a taxa de reação ser elevada, de a dopagem química ser baixa e, por conseguinte, de os resíduos serem baixos. No entanto, estão também associadas algumas desvantagens, como o radical OH não seletivo, os compostos mais hidrofílicos e a dificuldade de tratamento dos subprodutos. É necessário adotar legislação rigorosa e melhorar a tecnologia de tratamento dos efluentes hospitalares. É necessária uma gestão adequada para resolver os problemas dos micropoluentes, a fim de reduzir a produção de genes resistentes aos medicamentos no ecossistema.

Tabela 6: Eficiência esperada de diferentes tecnologias de tratamento com base na literatura.

Serial No.	Treatment Technology	Antibiotics (removal in%)	Antidepressants (removal in%)	Analgesics (removal in%)	Lipid regulator (removal in%)	X-ray contrast media (removal in%)	Disinfectants (removal in%)
1.	Packed activate carbon	70-90	70-90	>90	70-90	70-90	>90
2.	Advanced oxidation process	20-90	20-90	20-90	------	70-90	>90
3.	UV	40-90	40-90	70-90	>90	20-90	40-90
4.	ClO$_2$ disinfection	>20	20-70	20-70	20-70	20-70	>20
5.	Coagulation/ Flocculation	<20	<20-70	<20	<20	>20-40	>20-40
6.	Membrane bio reactor	75-90	55-60	55-70	75-90	75-80	45-60
7.	Moving bed biofilm reactor	45-60	40-55	45-60	45-60	45-65	45-65

Conclusões

Esta análise fornece informações actualizadas sobre a ocorrência, as características e as acções futuras necessárias em relação aos produtos farmacêuticos provenientes de diferentes fontes. Para além da deteção de elevados níveis de concentração de antibióticos no ecossistema aquático e no solo, também se regista a utilização sem restrições de muitos medicamentos proibidos. Devido à concentração mais elevada e ao desenvolvimento de genes resistentes, o governo deve elaborar leis rigorosas para controlar o agravamento dos efeitos.

Os efluentes hospitalares são caracterizados em todo o mundo por diferentes parâmetros físico-químicos, biológicos, inorgânicos e poluentes orgânicos. Nalguns estudos, concluiu-se que os parâmetros físico-químicos como a CBO5, a CQO e outros são duas ou três vezes superiores aos das águas residuais municipais. A contaminação bacteriana é menor devido à maior diluição dos hospitais devido ao maior consumo de água (ou seja, 200 a 1200 litros/leito/dia). Mas isto é o oposto de alguns estudos relatados relativamente ao enterovírus, que é 2 a 3 vezes superior. Verifica-se que os efluentes hospitalares não são submetidos a tratamento e são frequentemente descarregados. A estação de tratamento convencional é ineficaz na remoção de micropoluentes, o que resulta na entrada destes compostos no ecossistema, ou seja, na água ou no solo. A descarga de metais pesados de efluentes hospitalares revela alguns metais importantes como Gd, Pt e I com concentrações que atingem até 300 µg/L. Os agentes de contraste são biologicamente inactivos e citotóxicos, os antibióticos são para danificar as células, incluindo as bactérias. A descarga destes pode produzir uma variedade de efeitos adversos em diferentes níveis tropicais. Verifica-se também que podem ser tóxicos a um nível próximo do encontrado nos efluentes de esgotos e observa-se também um aumento da toxicidade devido a um efeito sinérgico.

Os efluentes hospitalares descarregam elevadas concentrações de grupos terapêuticos de fármacos e seus metabolitos, o que pode ser a causa do desenvolvimento de genes resistentes no ambiente. A caraterização dos resíduos de fármacos revela que a sua presença tanto nos efluentes como no solo corresponde à existência de 12 categorias terapêuticas. Estas categorias terapêuticas abrangem a maior percentagem em termos de analgésicos, antibacterianos e anti-infecciosos, meios de contraste e menores como anti-epilépticos, anti-inflamatórios e β-bloqueadores. A carga de massa dos medicamentos e dos seus resíduos varia consoante a localização geográfica e o tipo de estabelecimento de saúde, situando-se geralmente entre cerca de 1,5 e 310 g/dia. Os efluentes hospitalares são fontes de contaminantes micropoluentes que chegam às estações de tratamento, ao sistema de esgotos e às massas de água naturais, produzindo assim bactérias/microrganismos resistentes. Para minimizar os efluentes, o tratamento na fonte pode ser a melhor opção.

Recomenda-se um estudo mais aprofundado:

(i) Determinação das características do efluente para cada unidade de tratamento especializado numa instalação de cuidados de saúde. (ii) Avaliação periódica das características do efluente durante o ano.

(iii) Avaliação dos riscos com definição de prioridades, para que possa ser adoptada regulamentação específica a nível local e nacional.

Referências

Adamcza, K., Lyko, S., Nafo, S., Evenblij, H., Cornelissen, A., Igos, E., Klepiszewski, K.,

    Venditti, S., Kovalova, L., McArdell, C., Helwig, K., Pahl, O., Barraud, O., Casellas, M.,

    Dagot, C., Maftah, C., Ploy, M.-C., Stalder, T., 2012. Resíduos farmacêuticos no sistema aquático - Um desafio para o futuro. Perspectivas e actividades do projeto de cooperação europeia PILLS.

Al-Hashimia, M.A.I., Jasema, Y.I., 2013. Desempenho do sistema de biorreator de membrana anóxica / anaeróbia sequencial (Sam) no tratamento e reutilização de águas residuais hospitalares. Eur. Sci. J. 9, 169-180.

Al Aukidy, M., Verlicchi, P., Voulvoulis, N., 2014. Um quadro para a avaliação do risco ambiental colocado pelos produtos farmacêuticos provenientes de efluentes hospitalares. Sci. Total Environ. 493, 54-64. https://doi.org/10.1016/j.scitotenv.2014.05.128

Al Qarni, H., Collier, P., O'Keeffe, J., Akunna, J., 2016. Investigação da remoção de alguns compostos farmacêuticos em estações de tratamento de águas residuais hospitalares que operam na Arábia Saudita. Environ. Sci. Pollut. Res. 23, 13003-13014. https://doi.org/10.1007/s11356-016- 6389-7

Amouei, A., Asgharnia, H., Fallah, H., Faraji, H., Barari, R., Naghipour, D., 2015. Características das águas residuais de efluentes em hospitais da Universidade de Ciências Médicas de Babol, Babol, Irão. Heal. Scope 4, 4-7. https://doi.org/10.17795/jhealthscope-23222

An, G.U.K.H.H., Ur, H.O.R.G.H., Im, S.A.N.G.D.K., 2006. Ecotoxicological Risk of Pharmaceuticals From Wastewater Treatment Plants in Korea (Risco ecotoxicológico de produtos farmacêuticos provenientes de estações de tratamento de águas residuais na Coreia): Ocorrência e toxicidade para Daphnia Magna 25, 265-271.

Andersen, H.R., Chhetri, R.K., Hansen, K.M.S., Christensson, M., Sundmark, K., Sund, C., Escola, M., Bester, K., M0ller, T., Litty, K., Lindholst, S., Thoft, A., Kragelund, L.C., 2013. MBBR faseado optimizado para biodegradação farmacêutica e ozonização de águas residuais hospitalares. Danish Int. Inst. 6.

Andrieu, M., Rico, A., Phu, T.M., Huong, D.T.T., Phuong, N.T., Van den Brink, P.J., 2015. Avaliação do risco ecológico do antibiótico enrofloxacina aplicado a explorações de bagres Pangasius no Delta do Mekong, Vietname. Chemosphere 119, 407-414.

https://doi.org/10.1016/j.chemosphere.2014.06.062

Antibiotic Use in Food Animals - ALLIANCE FOR THE PRUDENT USE OF ANTIBIOTICS [Documento WWW], n.d. URL https://apua.org/antibiotic-use-in-food-animals/ (acedido em 6.10.18).

APUA, 2010. Antibiotics in food animal production : A forty year debate SITUATION ANALYSIS OF ANTIBIOTIC MISUSE IN U . S . ANIMAIS ALIMENTARES. Boletim Informativo 28, 1-4.

Arslan-Alaton, I., Dogruel, S., 2004. Pré-tratamento de efluentes de formulação de penicilina por processos de oxidação avançados. J. Hazard. Mater. 112, 105-113.

https://doi.org/10.1016/j.jhazmat.2004.04.009

Barcelo, D., 2013. Desenvolvimento de um método UPLC-MS / MS para a determinação de dez fármacos anticancerígenos em águas residuais hospitalares e urbanas, e sua aplicação para a triagem de metabólitos humanos assistida por ferramenta de aquisição dependente de informação (IDA) em amostras de esgoto. https://doi.org/10.1007/s00216-013-6794-4

Beier, S., Cramer, C., Koster, S., Mauer, C., Palmowski, L., Schroder, H.F., Pinnekamp, J., 2011. Tratamento de águas residuais hospitalares por biorreactor de membrana à escala real como precursor de soluções de tratamento de águas residuais em zonas urbanas de alta densidade. Water Sci. Technol. 63, 66-71. https://doi.org/10.2166/wst.2011.010

Binh, V.N., Dang, N., Anh, N.T.K., Ky, L.X., Thai, P.K., 2018. Antibióticos no ambiente aquático do Vietname: Fontes, concentrações, risco e estratégia de controlo. Chemosphere 197, 438-450. https://doi.org/10.1016/j.chemosphere.2018.01.061

Bound, J.P., Voulvoulis, N., 2004. Pharmaceuticals in the aquatic environment - A comparison of risk assessment strategies. Chemosphere 56, 1143-1155. https://doi.org/10.1016/j.chemosphere.2004.05.010

Boxall, A.B. a, Rudd, M. a, Brooks, B.W., Caldwell, D.J., Choi, K., Hickmann, S., Innes, E., Ostapyk, K., Staveley, J.P., Verslycke, T., Ankley, G.T., Beazley, K.F., Belanger, S.E., Berninger, J.P., Carriquiriborde, P., Coors, A., Deleo, P.C., Dyer, S.D., Ericson, J.F., Gagne, F., Giesy, J.P., Gouin, T., Hallstrom, L., Karlsson, M. V, Larsson, D.G.J., Lazorchak, J.M., Mastrocco, F., McLaughlin, A., McMaster, M.E., Meyerhoff, R.D., Moore, R., Parrott, J.L., Snape, J.R., Murray-Smith, R., Servos, M.R., Sibley, P.K., Straub, J.O., Szabo, N.D., Topp, E., Tetreault, G.R., Trudeau, V.L., Van Der Kraak, G., 2012. Revisão de produtos farmacêuticos e de cuidados pessoais no ambiente: What Are the Big Questions? Environ. HealthPerspect. 120, 1221-1229. https://doi.org/10.1289/ehp.1104477

Brenner, C.G.B., Mallmann, C.A., Arsand, D.R., Mayer, F.M., Martins, A.F., 2011. Determinação de Sulfametoxazol e Trimetoprima e seus Metabólitos em Efluentes Hospitalares. Clean - Soil, Air, Water 39, 28-34. https://doi.org/10.1002/clen.201000162

Brooks, B.W., Foran, C.M., Richards, S.M., Weston, J., Turner, P.K., Stanley, J.K., Solomon, K.R., Slattery, M., La Point, T.W., 2003. Ecotoxicologia aquática da fluoxetina. Toxicol. Lett. 142, 169-183. https://doi.org/10.1016/S0378-4274(03)00066-3

Brown, K.D., Kulis, J., Thomson, B., Chapman, T.H., Mawhinney, D.B., 2006. Ocorrência de antibióticos em efluentes hospitalares, residenciais e de laticínios, águas residuais municipais e no Rio Grande no Novo México. Sci. Total Environ. 366, 772-783. https://doi.org/10.1016/j.scitotenv.2005.10.007

Carraro, E., Bonetta, S., Bertino, C., Lorenzi, E., Bonetta, S., Gilli, G., 2016. Gestão de efluentes hospitalares: Riscos químicos, físicos, microbiológicos e legislação em diferentes países. J. Environ. Manage. 168, 185-199. https://doi.org/10.1016/j.jenvman.2015.11.021

Chang, X., Meyer, M.T., Liu, X., Zhao, Q., Chen, H., Chen, J. an, Qiu, Z., Yang, L., Cao, J., Shu, W., 2010. Determinação de antibióticos em esgotos de hospitais, viveiros e matadouros, estações de tratamento de águas residuais e águas de nascente na região de Chongqing do reservatório de Three Gorge na China. Environ. Pollut. 158, 1444-1450. https://doi.org/10.1016/j.envpol.2009.12.034

Chi, T.K., Hedegaard, J., Thi, P., Pinkowski, B., Thi, T., Chi, K., Clausen, J.H., Van, P.T., Tersb0l, B., Dalsgaard, A., 2018. K0benhavns Universitet Práticas de utilização de antimicrobianos e outros compostos por criadores de camarão e peixe no Norte do Vietname Data de publicação : Práticas de utilização de antimicrobianos e outros compostos por criadores de camarões e peixes no Norte do Vietname. Aquac. Reports 7, 40-47. https://doi.org/10.1016/j.aqrep.2017.05.003

Chonova, T., Keck, F., Labanowski, J., Montuelle, B., 2016. Science of the Total Environment Tratamento separado de águas residuais hospitalares e urbanas: uma comparação à escala real dos efluentes e do seu efeito nas comunidades microbianas. Sci. Total Environ. 542, 965-975. https://doi.org/10.1016/j.scitotenv.2015.10.161

Christiansen, C., 2005. Meios de contraste de raios X - Uma visão geral. Toxicology 209, 185-187. https://doi.org/10.1016/j.tox.2004.12.020

Cleuvers, M., 2003. Ecotoxicidade aquática dos produtos farmacêuticos, incluindo a avaliação dos efeitos de combinação. Toxicol. Lett. 142, 185-194. https://doi.org/10.1016/S0378- 4274(03)00068-7

Cogliani, C., Goossens, H., Greko, C., 2011. Restrição do uso de antimicrobianos em animais destinados à alimentação humana: Lessons from Europe. Microbe 6, 274-279. https://doi.Org/10.1128/microbe.6.274.1

Daouk, S., Chevre, N., Vernaz, N., Widmer, C., Daali, Y., Fleury-Souverain, S., 2016. Dinâmica das cargas de ingredientes farmacêuticos activos nas águas residuais de um hospital universitário suíço e previsão do risco ambiental relacionado para os ecossistemas aquáticos. Sci. Total Environ. 547, 244-253. https://doi.org/10.1016/j.scitotenv.2015.12.117

De Almeida, C.A.A., Brenner, C.G.B., Minetto, L., Mallmann, C.A., Martins, A.F., 2013. Determinação de fármacos ansiolíticos e antiepiléticos em efluentes hospitalares e uma avaliação preliminar de risco. Chemosphere 93, 2349-2355. https://doi.org/10.1016/j.chemosphere.2013.08.032

De Voogt, P., Janex-Habibi, M.L., Sacher, F., Puijker, L., Mons, M., 2009. Desenvolvimento de uma lista prioritária comum de produtos farmacêuticos relevantes para o ciclo da água. Water Sci. Technol. 59, 39-46. https://doi.org/10.2166/wst.2009.764

De With, K., Schroder, H., Meyer, E., Nink, K., Hoffmann, S., Steib-Bauert, M., Kammerer, R., Rueβ, S., Daschner, F.D., Kern, W. V., 2004. Antibiotikaanwendung in Deutschland im Europaischen vergleich. Dtsch. Medizinische Wochenschrift 129, 1987-1992. https://doi.org/10.1055/s-2004-831838

Diwan, V., Stalsby Lundborg, C., Tamhankar, A.J., 2013. Variação Sazonal e Temporal na Libertação de Antibióticos em Águas Residuais Hospitalares: Estimation Using Continuous and Grab Sampling. PLoS One 8. https://doi.org/10.1371/journal.pone.0068715

Diwan, V., Tamhankar, A.J., Aggarwal, M., Sen, S., Khandal, R.K., Lundborg, C.S., 2009. Deteção de antibióticos em efluentes hospitalares na Índia. Curr. Sci. 97, 1752-1755.

Dries, M., Huong, B., Ward, M., 2015. O MARD do Vietnam publica uma circular que resume os procedimentos de importação 1-88.

El-Ogri, F., Ouazzani, N., Boraam, F., Mandi, L., 2016. Um levantamento das águas residuais geradas por um hospital na cidade de Marraquexe e sua caraterização. Desalin. Water Treat. 57, 1706117074. https://doi.org/10.1080/19443994.2016.1138328

Emmanuel, E., Perrodin, Y., Keck, G., Blanchard, J.M., Vermande, P., 2005. Avaliação do risco ecotoxicológico das águas residuais hospitalares: Um quadro proposto para efluentes brutos descarregados na rede de esgotos urbanos. J. Hazard. Mater. 117, 1-11.

https://doi.org/10.1016/j.jhazmat.2004.08.032

Epidemiologia, H., 1997. e r g a m o n IFOSFAMIDE A N D ITS OCCURRENCE IN HOSPITAL.

Escher, B.I., Baumgartner, R., Koller, M., Treyer, K., Lienert, J., Mcardell, C.S., 2010. Toxicologia ambiental e avaliação de riscos de produtos farmacêuticos provenientes de águas residuais hospitalares. Water Res. 45, 75-92. https://doi.org/10.1016/j.watres.2010.08.019

Fent, K., Weston, A.A., Caminada, D., 2006. Ecotoxicologia de produtos farmacêuticos para uso humano. Aquat.

Toxicol. 76, 122-159. https://doi.org/10.1016/j.aquatox.2005.09.009

Ferrari, B., Paxdus, N., Giudice, R. Lo, Pollio, A., Garric, J., 2003. Impacto ecotoxicológico de produtos farmacêuticos presentes em águas residuais tratadas: Estudo da carbamazepina, do ácido clofíbrico e do diclofenac. Ecotoxicol. Environ. Saf. 55, 359-370. https://doi.org/10.1016/S0147- 6513(02)00082-9

Fick, J., Soderstrom, H., Lindberg, R.H., Phan, C., Tysklind, M., Larsson, D.G.J., 2009. Contaminação da água superficial, subterrânea e potável da produção farmacêutica. Environ. Toxicol. Chem. 28, 2522-2527. https://doi.org/10.1897/09-073.1

Francom, M.G., 2011. Coreia - República da.

Gautam, A.K., Kumar, S., Sabumon, P.C., 2007. Preliminary study of physico-chemical treatment options for hospital wastewater. J. Environ. Manage. 83, 298-306. https://doi.org/10.1016/j.jenvman.2006.03.009

Gomez, M.J., Petrovic, M., Fernandez-Alba, A.R., Barcelo, D., 2006. Determinação de produtos farmacêuticos de várias classes terapêuticas por extração em fase sólida e análise por cromatografia líquida-espetrometria de massa em tandem em águas residuais de efluentes hospitalares. J. Chromatogr. A 1114, 224-233. https://doi.org/10.1016/j.chroma.2006.02.038

Gonzalez Alonso, S., Catala, M., Maroto, R.R., Gil, J.L.R., de Miguel, A.G., Valcarcel, Y., 2010. Poluição por fármacos psicoactivos nos rios da área metropolitana de Madrid (Espanha). Environ. Int. 36, 195-201. https://doi.org/10.1016/j.envint.2009.11.004

Gros, M., Rodriguez-Mozaz, S., Barcelo, D., 2013. Análise rápida de resíduos de antibióticos multiclasse e de alguns dos seus metabolitos em águas hospitalares, águas residuais urbanas e águas fluviais por cromatografia líquida de desempenho ultra-elevado acoplada à espetrometria de massa em tandem com armadilha de iões quadrupolar-linear. J. Chromatogr. A 1292, 173-188. https://doi.org/10.1016/j.chroma.2012.12.072

Guasch, H., Serra, A., Corcoll, N., Bonet, B., Leira, M., 2010. Ecotoxicologia de metais em biofilmes fluviais: Potencial Influência da Escassez de Água. Hdb Env Chem 41-53. https://doi.org/10.1007/698

Hadi, U., 2009. Antibiotic usage and antimicrobial resistance in indonesia 181-194.

Hanna, N., Sun, P., Sun, Q., Li, X., Yang, X., Ji, X., Zou, H., Ottoson, J., Nilsson, L.E., Berglund, B., Dyar, O.J., Tamhankar, A.J., Stalsby Lundborg, C., 2018. Presença de resíduos de antibióticos em vários compartimentos ambientais da província de Shandong, no leste da China: Seu potencial para o desenvolvimento de resistência e risco ecológico e humano. Environ. Int. 114, 131-142. https://doi.org/10.1016/j.envint.2018.02.003

Harmful Substances in Food Regulations [Documento WWW], n.d. URL http://www.cfs.gov.hk/english/food_leg/food_leg_hs.html#hs_reg3 (acedido em 6.10.18).

Heberer, T., 2002. Tracking persistent pharmaceutical residues from municipal sewage to drinking water. J. Hydrol. 266, 175-189. https://doi.org/10.1016/S0022-1694(02)00165-8

Hernando, M.D., Mezcua, M., Fernandez-Alba, A.R., Barcelo, D., 2006. Avaliação do risco ambiental de resíduos farmacêuticos em efluentes de águas residuais, águas superficiais e sedimentos. Talanta 69, 334-342. https://doi.org/10.1016/j.talanta.2005.09.037

Herrmann, M., Olsson, O., Fiehn, R., Herrel, M., Kummerer, K., 2015. A importância de diferentes instituições de saúde e as suas respectivas contribuições de ingredientes farmacêuticos activos para as águas residuais. Environ. Int. 85, 61-76. https://doi.org/10.1016/j.envint.2015.07.020

Câmara dos Lordes, 1998. Câmara dos Lordes - Ciência e Tecnologia - Sétimo Relatório [Documento WWW]. URL https://publications.parliament.uk/pa/ld199798/ldselect/ldsctech/081vii/st0702.htm (acedido em 6.11.18).

Huys, G., Bartie, K., Cnockaert, M., Hoang Oanh, D.T., Phuong, N.T., Somsiri, T., Chinabut, S., Yusoff, F.M., Shariff, M., Giacomini, M., Teale, A., Swings, J., 2007. Biodiversidade de heterótrofos mesófilos resistentes ao cloranfenicol de ambientes de aquacultura do Sudeste Asiático. Res. Microbiol. 158, 228-235. https://doi.org/10.1016/j.resmic.2006.12.011

Isidori, M., Lavorgna, M., Russo, C., Kundi, M., Knasmueller, S., Miren, L., Kosjek, T., Heath, E., Cesen, M., Janez, S., 2016. Caracterização química e toxicológica de fármacos anticancerígenos em águas residuais hospitalares e municipais da Eslovénia e de Espanha * , ** Barcel o can

219. https://doi.org/10.1016/j.envpol.2016.10.039

Jjemba, P.K., 2002. O impacto potencial de agentes terapêuticos veterinários e humanos no estrume e biossólidos em plantas cultivadas em terras aráveis: A review. Agric. Ecosyst. Environ. 93, 267278. https://doi.org/10.1016/S0167-8809(01)00350-4

Khan, A., Das, S.C., Ramamurthy, T., Sikdar, A., Khanam, J., Yamasaki, S., Takeda, Y., Nair, G.B., 2015. Antibiotic Resistance , Virulence Gene , and Molecular Profiles of Shiga Toxin-Producing Escherichia coli Isolates from Diverse Sources in Calcutta , India Antibiotic Resistance , Virulence Gene , and Molecular Profiles of Shiga Toxin-Producing Escherichi 40, 2009-2015. https://doi.org/10.1128/JCM.40.6.2009

Kim, Y., Choi, K., Jung, J., Park, S., Kim, P.G., Park, J., 2007. Toxicidade aquática de acetaminofeno, carbamazepina, cimetidina, diltiazem e seis sulfonamidas principais, e seus potenciais riscos ecológicos na Coreia. Environ. Int. 33, 370-375. https://doi.org/10.1016/j.envint.2006.11.017

Kolpin, D.W., Furlong, E.T., Meyer, M.T., Thurman, E.M., Zaugg, S.D., Barber, L.B., Buxton, H.T., 2002. Pharmaceuticals, hormones, and other organic wastewater contaminants in U.S. streams, 1999-2000: A national reconnaissance. Environ. Sci. Technol. 36, 1202-1211. https://doi.org/10.1021/es011055j

Kotwani, A., Holloway, K., 2011. Trends in antibiotic use among outpatients in New Delhi, India (Tendências na utilização de antibióticos em doentes ambulatórios em Nova Deli, Índia). BMC Infect. Dis. 11. https://doi.org/10.1186/1471-2334-11-99

Kovalova, L., Siegrist, H., Gunten, U. Von, Eugster, J., Hagenbuch, M., Wittmer, A., Moser, R., Mcardell, C.S., 2013. Eliminação de micropoluentes durante o pós-tratamento de águas residuais hospitalares com carvão ativado em pó, ozono e UV. Environ. Sci. Technol. 47, 7899-7908. https://doi.org/10.1021/es400708w

Kovalova, L., Siegrist, H., Singer, H., Wittmer, A., McArdell, C.S., 2012. Tratamento de Águas Residuais Hospitalares por Biorreactor de Membrana: Desempenho e Eficiência para Eliminação de Micropoluentes Orgânicos. Environ. Sci. Technol. 46, 1536-1545. https://doi.org/10.1021/es203495d

Kummerer, K., 2001. Medicamentos no ambiente: Emissão de medicamentos, meios auxiliares de diagnóstico e desinfectantes para as águas residuais dos hospitais em relação a outras fontes - Uma análise. Chemosphere 45, 957-969. https://doi.org/10.1016/S0045-6535(01)00144-8

Kummerer, K., 2009a. Antibióticos no ambiente aquático - Uma revisão - Parte II. Chemosphere 75, 435-441. https://doi.org/10.1016/j.chemosphere.2008.12.006

Kummerer, K., 2009b. Antibiotics in the aquatic environment - A review - Part I. Chemosphere 75, 417-434. https://doi.org/10.1016/j.chemosphere.2008.11.086

Kummerer, K., 2003. Promoting resistance by the emission of antibiotics from hospitals and households into effluent. Clin. Microbiol. Infect. 9, 1203-1214. https://doi.org/10.1111/j.1469-0691.2003.00739.x

Kummerer, K., 2001. Medicamentos no ambiente: Emissão de medicamentos, meios auxiliares de diagnóstico e desinfectantes para as águas residuais dos hospitais em relação a outras fontes - Uma análise. Chemosphere 45, 957-969. https://doi.org/10.1016/S0045-6535(01)00144-8

Kunnemeyer, J., Terborg, L., Meermann, B., Brauckmann, C., Moller, I., Scheffer, A., Karst, U., 2009. Speciation analysis of gadolinium chelates in hospital effluents and wastewater treatment plant sewage by a novel HILIC/ICP-MS method. Environ. Sci. Technol. 43, 2884-2890. https://doi.org/10.1021/es803278n

Kurunthachalam, S.K., 2012. As substâncias farmacêuticas na Índia são um ponto de grande preocupação? J. Waste Water Treat. Anal. 03, 3-5. https://doi.org/10.4172/2157-7587.1000e103

Le, T.X., Munekage, Y., 2004. Resíduos de antibióticos seleccionados na água e na lama de tanques de camarão em zonas de mangais no Vietname. Mar. Pollut. Bull. 49, 922-929. https://doi.org/10.1016/j.marpolbul.2004.06.016

Li, S.W., Lin, A.Y.C., 2015. Aumento da toxicidade aguda para peixes causada por produtos farmacêuticos em efluentes hospitalares numa mistura farmacêutica e após irradiação solar. Chemosphere 139, 190-196. https://doi.org/10.1016/j.chemosphere.2015.06.010

Lienert, J., Gudel, K., Escher, B.I., 2007. Método de rastreio para avaliação do risco ecotoxicológico de 42 produtos farmacêuticos tendo em conta o metabolismo humano e as vias excretoras. Environ. Sci. Technol. 41, 4471-4478. https://doi.org/10.1021/es0627693

Lin, A.Y.C., Tsai, Y.T., 2009. Ocorrência de produtos farmacêuticos nas águas de superfície de Taiwan: Impacto dos fluxos de resíduos de hospitais e instalações de produção farmacêutica. Sci. Total Environ. 407, 3793-3802. https://doi.org/10.1016/j.scitotenv.2009.03.009

Lin, A.Y.C., Yu, T.H., Lin, C.F., 2008. Contaminação farmacêutica em fluxos de resíduos residenciais, industriais e agrícolas: Risco para ambientes aquosos em Taiwan. Chemosphere 74, 131-141. https://doi.org/10.1016/j.chemosphere.2008.08.027

Lindberg, R., Jarnheimer, P.A., Olsen, B., Johansson, M., Tysklind, M., 2004. Determinação de substâncias antibióticas em águas de esgotos hospitalares utilizando extração em fase sólida e cromatografia líquida/espetrometria de massa e padrões internos análogos de grupo. Chemosphere 57, 1479-1488. https://doi.org/10.1016/j.chemosphere.2004.09.015

Luo, Y., Guo, W., Ngo, H.H., Nghiem, L.D., Hai, F.I., Zhang, J., Liang, S., Wang, X.C., 2014. Uma revisão sobre a ocorrência de micropoluentes no ambiente aquático e seu destino e remoção durante o tratamento de águas residuais. Sci. Total Environ. 473-474, 619-641. https://doi.org/10.1016/j.scitotenv.2013.12.065

Maron, D., Smith, T.J., Nachman, K.E., 2013. Restrições à utilização de antimicrobianos na produção de alimentos para animais: um estudo internacional sobre regulamentação e economia. Global. Health 9, 48. https://doi.org/10.1186/1744-8603-9-48

Martin, J., Camacho-Munoz, D., Santos, J.L., Aparicio, I., Alonso, E., 2011. Determinação simultânea de um grupo selecionado de fármacos citostáticos em água utilizando cromatografia líquida de alta eficiência-espetrometria de massa tripla quadrupolo. J. Sep. Sci. 34, 3166-3177.

https://doi.org/10.1002/jssc.201100461

Mendoza, A., Acena, J., *Perez, S.*, Lopez de Alda, M., Barcelo, D., Gil, A., Valcarcel, Y., 2015. Produtos farmacêuticos e meios de contraste iodados nas águas residuais de um hospital: Um estudo de caso para analisar a sua presença e caraterizar o seu risco e perigosidade ambiental. Environ. Res. 140, 225-241. https://doi.org/10.1016/j.envres.2015.04.003

Mousaab, A., Claire, C., Magali, C., Christophe, D., 2014. Melhorar o desempenho do sistema de membrana de ultrafiltração acoplado ao reator de lodo ativado pela adição de suportes de biofilme para o tratamento de efluentes hospitalares. Chem. Eng. J. 262, 456-463. https://doi.org/10.1016/j.cej.2014.09.069

Mutiyar, P.K., Mittal, A.K., 2014. Ocorrências e destino de antibióticos humanos seleccionados em afluentes e efluentes da estação de tratamento de águas residuais e do rio Yamuna, recetor de efluentes, em Deli (Índia). Environ. Monit. Assess. 186, 541-557. https://doi.org/10.1007/s10661-013- 3398-6

Nguyen Dang Giang, C., Sebesvari, Z., Renaud, F., Rosendahl, I., Hoang Minh, Q., Amelung, W., 2015. Ocorrência e dissipação dos antibióticos sulfametoxazol, sulfadiazina, trimetoprim e enrofloxacina no Delta do Mekong, Vietname. PLoS One 10, 1-24. https://doi.org/10.1371/journal.pone.0131855

Nielsen, U., Hastrup, C., Klausen, M.M., Pedersen, B.M., Kristensen, G.H., Jansen, J.L.C., Bak, S.N., Tuerk, J., 2013. Remoção de APIs e bactérias de águas residuais hospitalares por MBR mais O3, O3 + H2O2, PAC ou ClO2. Ciência da Água. Technol. 67, 854-862.

https://doi.org/10.2166/wst.2012.645

Ohlsen, K., Ternes, T., Werner, G., Wallner, U., Loffler, D., Ziebuhr, W., Witte, W., Hacker, J., 2003. Impact of antibiotics on conjugational resistance gene transfer in Staphylococcus aureus in sewage. Environ. Microbiol. 5, 711-716. https://doi.org/10.1046/j.1462- 2920.2003.00459.x

Oliveira, T.S., Murphy, M., Mendola, N., Wong, V., Carlson, D., Waring, L., 2015. Caracterização de produtos farmacêuticos e de higiene pessoal em efluentes hospitalares e águas residuais influentes/efluentes por injeção direta LC-MS-MS. Sci. Total Environ. 518-519, 459-478. https://doi.org/10.1016/j.scitotenv.2015.02.104

Ort, C., Lawrence, M.G., Reungoat, J., Eaglesham, G., Carter, S., Keller, J., 2010. Determinação da fração de resíduos farmacêuticos em águas residuais provenientes de um hospital. Water Res. 44, 605-615. https://doi.org/10.1016/j.watres.2009.08.002

Ory, J., Bricheux, G., Togola, A., Bonnet, J.L., Donnadieu-Bernard, F., Nakusi, L., Forestier, C., Traore, O., 2016. Resíduos de ciprofloxacina e bactérias de biofilme resistentes a antibióticos em efluentes hospitalares. Environ. Pollut. 214, 635-645. https://doi.org/10.1016/j.envpol.2016.04.033

Pal, A., Gin, K.Y.H., Lin, A.Y.C., Reinhard, M., 2010. Impactos de contaminantes orgânicos emergentes nos recursos de água doce: Revisão de ocorrências recentes, fontes, destino e efeitos. Sci. Total Environ. 408, 6062-6069. https://doi.org/10.1016/j.scitotenv.2010.09.026

Pan, M., Chu, L.M., 2018. Ocorrência de antibióticos e genes de resistência a antibióticos em solos de áreas de irrigação de águas residuais na região do Delta do Rio das Pérolas, sul da China. Sci. Total Environ. 624, 145-152. https://doi.org/10.1016/j.scitotenv.2017.12.008

Pasternak, J.J., Williamson, E.E., 2012. Farmacologia clínica, utilizações e reacções adversas dos agentes de contraste iodados: A primer for the non-radiologist. Mayo Clin. Proc. 87, 390-402. https://doi.org/10.1016/j.mayocp.2012.01.012

Pereira, A.M.P.T., Silva, L.J.G., Meisel, L.M., Lino, C.M., Pena, A., 2015. Impacto ambiental de fármacos de águas residuais portuguesas: Ocorrência geográfica e sazonal, remoção e avaliação de risco. Environ. Res. 136, 108-119.

https://doi.org/10.1016/j.envres.2014.09.041

Pham, D.K., Chu, J., Do, N.T., Brose, F., Degand, G., Delahaut, P., De Pauw, E., Douny, C., Van Nguyen, K., Vu, T.D., Scippo, M.L., Wertheim, H.F.L., 2015. Monitorização do uso de antibióticos e resíduos na aquicultura de água doce para uso doméstico no Vietname. Ecohealth 12, 480-489. https://doi.org/10.1007/s10393-014-1006-z

Pham Kim, D., Saegerman, C., Douny, C., Vu Dinh, T., Ha Xuan, B., Dang Vu, B., Pham Hong, N., Scippo, M.-L., 2013. Antibióticos, Produção Animal, Medicamentos Veterinários, Delta do Rio Vermelho, Vietname; Antibióticos, Produção Animal, Medicamentos Veterinários, Delta do Rio Vermelho, Vietname. Food Public Heal. 3, 247-256. https://doi.org/10.5923/j.fph.20130305.03

Prasanna, B.L., Padmini, V.L., Navle, K., Dometti, H.S., 2015. Análise de drogas em ambiente aquático 7, 71-79.

Projeto, N., Peixe, O.N., 2016. Uso responsável de antimicrobianos na aquicultura indiana.

Qin, Q., Chen, X., Zhuang, J., 2015. O destino e o impacto de produtos farmacêuticos e de cuidados pessoais em solos agrícolas irrigados com água recuperada. Crit. Rev. Environ. Sci.

Technol. 45, 1379-1408. https://doi.org/10.1080/10643389.2014.955628

Ramaswamy, B.R., Shanmugam, G., Velu, G., Rengarajan, B., Larsson, D.G.J., 2011. Análise GC-MS e avaliação do risco ecotoxicológico de triclosan, carbamazepina e parabenos em rios indianos. J. Hazard. Mater. 186, 1586-1593.

https://doi.org/10.1016/j.jhazmat.2010.12.037

Santos, L.H.M.L.M., Gros, M., Rodriguez-Mozaz, S., Delerue-Matos, C., Pena, A., Barcelo, D., Montenegro, M.C.B.S.M., 2013. Contribuição dos efluentes hospitalares para a carga de produtos farmacêuticos nas águas residuais urbanas: Identificação de fármacos ecologicamente relevantes. Sci. Total Environ. 461-462, 302-316.

https://doi.org/10.1016/j.scitotenv.2013.04.077

Sekiya, T., 2015. Gestão do risco de RAM no sector da pecuária no Japão.

Sim, W.J., Lee, J.W., Lee, E.S., Shin, S.K., Hwang, S.R., Oh, J.E., 2011. Ocorrência e distribuição de produtos farmacêuticos em águas residuais de agregados familiares, explorações pecuárias, hospitais e fabricantes de produtos farmacêuticos. Chemosphere 82, 179-186.

https://doi.org/10.1016/j.chemosphere.2010.10.026

Stuer-Lauridsen, F., Birkved, M., Hansen, L.P., Holten Lutzh0ft, H.-C., Halling-S0rensen, B., 2000. Avaliação do risco ambiental dos produtos farmacêuticos para uso humano na Dinamarca após utilização terapêutica normal. Chemosphere 40, 783-793. https://doi.org/10.1016/S0045-6535(99)00453- 1

Sui, Q., Cao, X., Lu, S., Zhao, W., Qiu, Z., Yu, G., 2015. Ocorrência, fontes e destino de produtos farmacêuticos e de higiene pessoal nas águas subterrâneas: A review. Emerg. Contam. 1, 14-24. https://doi.org/10.1016/j.emcon.2015.07.001

Takasu, H., Suzuki, S., Reungsang, A., Viet, P.H., 2011. Fluoroquinolone (FQ) Contamination Does Not Correlate with Occurrence of FQ-Resistant Bacteria in Aquatic Environments of Vietnam and Thailand. Microbes Environ. 26, 135-143.

https://doi.org/10.1264/jsme2.ME10204

Tan, X., Jiang, Y., Huang, Y., Hu, S., 2009. Persistência de resíduos de gentamicina no leite após o tratamento intramamário de vacas em lactação para mastite. J. Zhejiang Univ. Sci. B 10, 280284. https://doi.org/10.1631/jzus.B0820198

Ternes, T.A., 1998. Ocorrência de drogas em estações de tratamento de esgotos e rios alemães. Water Res. 32, 3245-3260. https://doi.org/10.1016/S0043-1354(98)00099-2

Thomas, K. V., Dye, C., Schlabach, M., Langford, K.H., 2007. Source to sink tracking of selected human pharmaceuticals from two Oslo city hospitals and a wastewater treatment works. J. Environ. Monit. 9, 1410. https://doi.org/10.1039/b709745j

Thomsen, H.S., 2017. As quantidades crescentes de gadolínio na água de superfície e da torneira são perigosas? Ata radiol. 58, 259-263. https://doi.org/10.1177/0284185116666419

Thuy, H.T.T., Nga, L.P., Loan, T.T.C., 2011. Contaminantes antibióticos em zonas húmidas costeiras provenientes da criação de camarão no Vietname. Environ. Sci. Pollut. Res. 18, 835-841. https://doi.org/10.1007/s11356-011-0475-7

Tong, A.Y.C., Peake, B.M., Braund, R., 2011. Práticas de eliminação de medicamentos não utilizados nas farmácias comunitárias da Nova Zelândia. J. Prim. Health Care 3, 197-203.

https://doi.org/10.1016/j.envint.2010.10.002

Turner, J., 2011. ANTIBIÓTICOS NA EXPLORAÇÃO ANIMAL - Saúde pública e bem-estar animal 35.

Gabinete de Prestação de Contas do Governo dos Estados Unidos, 2011. Antibiotic resistanste: Agencies Have Made Limited Progress Addressing Antibiotic Use in Animals (As agências fizeram progressos limitados no tratamento do uso de antibióticos em animais). Gabinete de Contabilidade do Governo dos E.U.A. Off.

Van Boeckel, T.P., Brower, C., Gilbert, M., Grenfell, B.T., Levin, S.A., Robinson, T.P., Teillant, A., Laxminarayan, R., 2015. Tendências globais na utilização de antimicrobianos em animais destinados à alimentação humana. Proc. Natl. Acad. Sci. 112, 5649-5654. https://doi.org/10.1073/pnas.1503141112

Van Cuong, N., Nhung, N.T., Nghia, N.H., Mai Hoa, N.T., Trung, N.V., Thwaites, G., Carrique-Mas, J., 2016. Antimicrobial Consumption in Medicated Feeds in Vietnamese Pig and Poultry Production [Consumo de antimicrobianos em alimentos medicamentosos na produção vietnamita de suínos e aves]. Ecohealth 13, 490-498. https://doi.org/10.1007/s10393-016-1130-z

Verlicchi, P., Al Aukidy, M., Galletti, A., Petrovic, M., Barcelo, D., 2012. Efluente hospitalar: Investigação das concentrações e distribuição de fármacos e avaliação de risco ambiental. Sci. Total Environ. 430, 109-118.

https://doi.org/10.1016/j.scitotenv.2012.04.055

Verlicchi, P., Galletti, A., Petrovic, M., BarcelO, D., 2010. Os efluentes hospitalares como fonte de poluentes emergentes: An overview of micropollutants and sustainable treatment options (Uma visão geral dos micropoluentes e opções de tratamento sustentável). J. Hydrol. 389, 416-428. https://doi.org/10.1016/j.jhydrol.2010.06.005

Verlicchi, P., Zambello, E., 2016. Concentrações previstas e medidas de produtos farmacêuticos em efluentes hospitalares. Exame dos pontos fortes e fracos das duas abordagens através da análise de um estudo de caso. Sci. Total Environ. 565, 82-94.

https://doi.org/10.1016/j.scitotenv.2016.04.165

Virmani, S., Nandigam, M., Kapoor, B., Makhija, P., Nair, S., 2017. Uso de antibióticos entre estudantes de ciências da saúde numa universidade indiana: Um estudo transversal. Clin. Epidemiol. Glob.

Heal. 5, 176-179. https://doi.org/10.1016/j.cegh.2017.04.005

Wiegel, S., Aulinger, A., Brockmeyer, R., Harms, H., L'ffler, J., Reincke, H., Schmidt, R., Stachel, B., Von T'mpling, W., Wanke, A., 2004. Pharmaceuticals in the river Elbe and its tributaries (Produtos farmacêuticos no rio Elba e seus afluentes). Chemosphere 57, 107-126. https://doi.org/10.1016/j.chemosphere.2004.05.017

Wierup, M., 2001. The Swedish Experience of the 1986 Year Ban of Antimicrobial Growth Promoters, with Special Reference to Animal Health, Disease Prevention, Productivity, and Usage of Antimicrobials. Microb. Drug Resist. 7, 183-190.

https://doi.org/10.1089/10766290152045066

Wise, R., 2002. Antimicrobial resistance: Prioridades de ação. J. Antimicrob. Chemother. 49, 585-586. https://doi.org/10.1093/jac/49.4.585

World, T.F., Assembly, H., 2004. Melhorar a contenção da resistência antimicrobiana. Saúde Mundial 2004-2005.

Xie, H., 2012. Ocorrência, Ecotoxicologia e Tratamento de Agentes Anticancerígenos como Contaminantes da Água. https://doi.org/10.4172/2161-0525.S2-002

Xu, W., Zhang, G., Li, X., Zou, S., Li, P., Hu, Z., Li, J., 2007. Ocorrência e eliminação de antibióticos em quatro estações de tratamento de águas residuais no Delta do Rio das Pérolas (PRD), Sul da China. Water Res. 41, 4526-4534. https://doi.org/10.1016/j.watres.2007.06.023

Yin, J., Shao, B., Zhang, J., Li, K., 2010. Um estudo preliminar sobre a ocorrência de fármacos citostáticos em efluentes hospitalares em Pequim, China 39-45. https://doi.org/10.1007/s00128-009- 9884-4

Zhang, Y., Geißen, S.U., Gal, C., 2008. Carbamazepina e diclofenac: Remoção em estações de tratamento de águas residuais e ocorrência em massas de água. Chemosphere 73, 1151-1161.

https://doi.org/10.1016/j.chemosphere.2008.07.086

CAPÍTULO 2

Tendências recentes no tratamento de poluentes emergentes em efluentes hospitalares - uma revisão crítica

Preâmbulo

As descargas de efluentes dos hospitais contêm uma quantidade eminente de resíduos químicos como antibióticos, desinfectantes e outros resíduos de tratamentos. Os efluentes farmacêuticos são bioactivos e a sua existência no ambiente tem sido considerada prejudicial tanto para a vida aquática como para os seres humanos. Nos países em desenvolvimento, as águas residuais não tratadas são descarregadas nas massas de água locais. Para além de um sistema de antibióticos intratável e em decomposição, os hospitais emitem resíduos patogénicos durante o processo de tratamento, o que pode conduzir a situações em que seja necessária uma proibição total dos efluentes hospitalares, por exemplo, em casos múltiplos em que a descarga conduza a uma pressão sobre a natureza e a qualidade da água. Com as actuais instalações de tratamento, é imperativo e desejável modificar o processo de tratamento de modo a lidar com esta quantidade e qualidade de águas residuais, uma vez que os esquemas de tratamento existentes não são capazes de lidar com este tipo de resíduos. Este capítulo analisa os processos de tratamento existentes, as suas vantagens e as perspectivas futuras desta área emergente.

Abreviaturas

Pharmaceuticals compounds	Phcs
Activate Carbon	AC
Activate sludge Process	ASP
Antibiotics	Ab
Anaerobic-anoxic-aerobic	A2O
Anaerobic oxidation Process	AP
Biological Oxygen Demand	BOD
Biological nutrient removal	BNR
Chemical Oxygen demand	COD
Environmental Protection Agency	EPA
Granulated Activate carbon	GAC

Hospital wastewater	HWW
Moving bed biofilm reactor	MBBR
Liquid chromatography-mass spectrometry	LC/MS
Upflow anaerobic sludge Blanket	UASB
Domestic Wastewater	DWW
Wastewater treatment plant	WWTP

2. INTRODUÇÃO

A Agência de Proteção do Ambiente (EPA) afirma que os micropoluentes orgânicos emergentes são um novo tipo de produtos químicos sem qualquer estatuto regulamentar e cujo impacto não é totalmente conhecido. Com base em tecnologias analíticas avançadas [1], os micropoluentes orgânicos emergentes são geralmente definidos como poluentes orgânicos vestigiais não regulamentados recentemente introduzidos ou recentemente detectados no ambiente. Devido aos seus efeitos deletérios relatados tanto nos seres humanos como no ambiente, o estudo desta nova classe de poluentes é imperativo [2]. As águas residuais hospitalares são geradas durante vários processos de tratamento, como cirurgias, laboratórios, enfermarias, gabinetes administrativos, lavandarias e cozinhas. Foi bem detectado que a concentração de micropoluentes nas águas residuais hospitalares é 4 a 150 vezes superior à das águas residuais domésticas e é considerada como um reservatório de agentes patogénicos e aumenta a resistência aos Ab. As águas residuais domésticas são normalmente tratadas com base na CBO, na CQO e nos sólidos suspensos, mas normalmente ignora-se o tratamento de outros micropoluentes [3]. Em muitos países, são tratadas como águas residuais domésticas e não são avaliadas as suas características específicas, contribuindo com até 2% das águas residuais para tratamento nas ETAR, mas o seu tratamento juntamente com as águas residuais domésticas não é eficiente [4]. Os tipos de HWW são apresentados na Fig. 1.

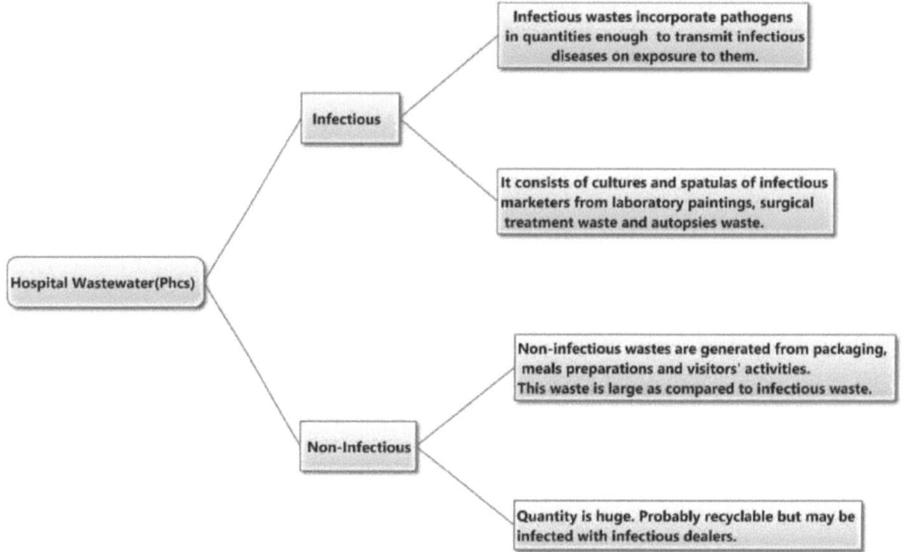

FIG. 1. DIAGRAMA ESQUEMÁTICO DOS TIPOS DE HWW

2.1ANTIBIÓTICO   E SUA CLASSIFICAÇÃO

A utilização de antibióticos na vida quotidiana aumentou de tal forma que a deteção dos seus resíduos se fará sentir em todos os domínios do ambiente. O efeito não se limita apenas aos seres humanos ou aos animais, mas também às criaturas de nível micro. O novo tipo de bactérias resistentes aos Ab é, atualmente, uma grande preocupação para os cientistas, porque se este tipo de tendências continuar, mais cedo ou mais tarde, não seremos capazes de tratar problemas médicos simples com os sistemas de Ab existentes.

São necessários muitos parâmetros indicadores importantes para avaliar a qualidade da água, tais como NH_4, óleo, gordura, CQO, CBO, cloro, resíduos de Ab, elementos radioactivos, metais pesados, bactérias patogénicas e alguns vestígios mínimos de indicadores biológicos, porque a sua presença também afecta a utilidade da água, mesmo que presente em vestígios, incluindo a adoção de um esquema de tratamento ótimo com implicações ambientais [5]. A Índia é um dos principais geradores de fosfatos, com um volume de negócios previsto de 45 mil milhões por ano até 2020 e um crescimento previsto de 30% neste sector [6]. Hoje em dia, o poluente "prioritário" está à luz do dia, o que tem mostrado um efeito detrítico para o homem e o ambiente, mas é ligeiramente diferente dos poluentes emergentes devido aos efeitos ecotoxicológicos [7]. Diversos estudos demonstraram a presença de fosfatos em águas superficiais[8], águas subterrâneas[9], águas da torneira, solos[10], sedimentos[11], lamas de depuração e ETAR[12]. Os fosfatos não são facilmente degradados, mesmo no sistema de esgotos, e permanecem biologicamente activos durante mais tempo.

Verifica-se que os cuidados de saúde estão a melhorar de dia para dia, à medida que são introduzidos novos medicamentos. Pelo contrário, tornou-se bastante visível que novas doenças e bactérias resistentes aos antibióticos são persistentes no ambiente. Os antibióticos são os agentes que travam o crescimento dos microrganismos. Existem numerosas formas de antibióticos que se destacam e que podem ser classificadas com base na sua estrutura química, num mecanismo de movimento e num espetro de movimento[13]. De entre estas classificações, a mais proeminente é o seu mecanismo de ação e, com base nele, os mais utilizados são os b-lactâmicos, as sulfonamidas, os monobactâmicos, os carbapenemes, os aminoglicosídeos, os glicopeptídeos, a lincomicina, os macrólidos, os polipeptídeos, os polienos, a rifamicina, as tetraciclinas, o cloranfenicol, as quinolonas e as fluoroquinolonas[14].

2.1OCORRÊNCIA   DE RESÍDUOS DE DROGAS

A ocorrência de resíduos de medicamentos em vários aspectos da vida tem sido significativamente observada, incluindo o seu impacto nocivo no ambiente. Na Índia, considera-se que as águas residuais hospitalares estão ligadas à ETAR, mas não são consideradas no esquema de gestão de resíduos separadamente [15]. A sua ocorrência e destino dependem geralmente das fontes, vias e matrizes ambientais. As águas residuais, os hospitais e as fábricas farmacêuticas são uma das principais fontes de fosfatos no ambiente. Existem também outras fontes menores, como os fármacos fora de prazo, a exposição acidental durante a embalagem e o manuseamento. Existem milhares de fármacos detectáveis no ambiente, pelo que a definição de prioridades é efectuada tendo em conta vários parâmetros como o padrão de consumo, a ecotoxicidade, o risco, a biodegradação e a dificuldade de tratamento[16].

Verifica-se também que a quantidade e a concentração dependem das condições climáticas, mas os micropoluentes, como o Ab, variam caraterísticamente em quantidade e a sua deteção é bastante difícil. Por conseguinte, atualmente, é adotado um método analítico Phcs multi-classe [17]. O seu desenvolvimento foi efectuado tendo em conta as características biológicas, como os metabolitos, os resíduos e os produtos degradados, que são ecotóxicos por natureza. A avaliação das águas residuais das ETAR dos hospitais na Índia é uma preocupação importante. A ETA que trata as águas residuais tanto de instalações de cuidados de saúde como de efluentes domésticos tinha concentrações de SMX (13 vezes), trimetoprim (6 vezes) e ofloxacina (5 vezes) na sua saída do que a estação de tratamento que recebia apenas efluentes de instalações de cuidados de saúde. Estudos sobre efluentes hospitalares em Portugal, confirmam valores semelhantes aos da Índia.

2. 2REGULAMENTOS

A identificação dos resíduos e das águas residuais descarregados pelas indústrias produtoras de Phcs é bastante difícil e, em geral, não são considerados como resíduos na legislação e na sua gestão. Mas a complicação surge quando o seu tratamento não corresponde aos resultados desejados. Na Europa, não existem directrizes relativas às águas residuais hospitalares, mas existem algumas directrizes operacionais[18]. Em muitos países, como a Índia e a Alemanha, as águas residuais hospitalares são consideradas águas residuais domésticas e podem ser descarregadas na ETAR se cumprirem as especificações desejadas. As directrizes existentes estabelecidas pela OMS [19] sugerem a forma de gerir a eliminação e a recolha das águas residuais domésticas, que representam um risco em muitos países em desenvolvimento devido à sua má gestão. Estas directrizes revelam o risco envolvido e os tipos de doenças que podem surgir com a descarga de águas residuais, bem como de resíduos sólidos. As directrizes sugerem a descarga das águas residuais domésticas nas águas residuais domésticas se estiverem em conformidade com a regulamentação local; caso contrário, é necessário um tratamento no local, como o primário, secundário e terciário, seguido da eliminação das lamas, incluindo um tratamento avançado como o MBR e o USBR. As directrizes da OMS também sugerem um esquema de tratamento para instalações de cuidados de saúde rurais.

As directrizes da EPA relativas a esta matéria são geralmente regidas pelo Clean Water Act [20] com regulamentação especial e autorização de eliminação. A limitação de efluentes imposta pelo governo local ou estadual é geralmente baseada na tecnologia e limita a descarga de águas residuais da indústria. Muitos desses novos regulamentos são impostos a fontes pontuais, bem como a descargas de unidades de descarga de águas residuais para massas de água naturais. As directrizes foram alteradas durante as últimas décadas e são muito rigorosas. A descarga indireta de HWW nos esgotos foi regulamentada pelo Clean Water Act[20] e as descargas directas em massas de água naturais estão limitadas a determinados poluentes específicos. Para fazer face às complicações das descargas directas, é necessário desenvolver um sanatório a partir de ou dentro da organização ambiental do estado/país ou da EPA para criar uma estação de tratamento de águas residuais completa. Além disso, muitos tratamentos radioactivos foram administrados em centros de saúde fundamentais. O tratamento com iodo radioativo expõe o público em geral e a família dos doentes à exposição de radionuclídeos. A Comissão Internacional de Proteção Radiológica publicou um princípio orientador após o tratamento de radionuclídeos não selados [21].

2. 4PARÂMETROS DE INFLUÊNCIA

O HWW é geralmente um subproduto de várias actividades médicas e de investigação em instalações de cuidados de saúde. Durante estes períodos, são emitidos para o ambiente vários subprodutos que violam vários regulamentos locais. Atualmente, vários parâmetros das águas residuais estão em foco devido ao risco associado aos fosfatos e à dificuldade de biodegradação dos mesmos.

Os halogenetos orgânicos absorvíveis (AOX) são poluentes que continuam a persistir no ambiente e, em geral, têm tendência a acumular-se na cadeia alimentar, podendo revelar-se tóxicos tanto para os seres humanos como para os organismos aquáticos. Alguns medicamentos prescritos e os seus metabolitos também contêm determinados halogéneos e, por conseguinte, contribuem para as emissões de AOX. Para além da descarga de solventes de laboratórios, os desinfectantes, os líquidos de limpeza e os comprimidos com cloro têm um peso muito menor [22].

A eficiência da remoção de micro-poluentes depende da biodegradabilidade, das propriedades físico-químicas, da solubilidade, da adsorção, do pH, da temperatura e do tempo de retenção. As características dos efluentes de águas residuais domésticas dependem da topografia e alguns dos parâmetros físicos, químicos, biológicos e microbiológicos são os mencionados no quadro 1.

QUADRO 1 CARACTERÍSTICAS QUÍMICAS DO HWW.

Ref. No.	Parameters observed	Conc. Detected, upper limits
[23]	COD (mg/L)	7764
[23]	DOC (mg/L)	130
[24]	TOC (mg/L)	180
	BOD$_5$ (mg/L)	2575
[25]	BOD$_5$/COD	0.4
	AOX (µg/L)	10,000
[21]	Chlorine (mg/L)	400
	Nitrite (mg NO$_2$/L)	0.6
[23]	Nitrate (mg NO$_3$/L)	2
[24]	TSS (mg/L)	3260
	E. coli (MPN /100 mL)	10^6
[25]	Total coliform (MPN /100 mL)	10^7
[25]	Gd (µg/L)	300
[21]	Hg (µg/L)	8
[23]	Cu (µg/L)	230
[23]	Ni (µg/L)	71
[24]	Pb (µg/L)	19
	Zn (µg/L)	670
[25]	Naproxen (µg/L)	11
[25]	Diclofenac (µg/L)	15
[21]	Ciprofloxacin (µg/L)	125
[23]	Erythromycin (µg/L)	83
[23]	Norfloxacin (µg/L)	44
[24]	Ofloxacin (µg/L)	35
	Penicillin G (µg/L)	05
[25]	Tetracycline (µg/L)	04
[25]	Carbamazepine (µg/L)	02
[21]	Glibenclamide (µg/L)	11
[23]	Penciclovir (µg/L)	0.01
[23]	Cyclophosphamide (µg/L)	02
[24]	Doxifluridine (µg/L)	0.08
	Tamoxifen (µg/L)	0.17
[25]	Tegafur (µg/L)	0.09

2. 5TECNOLOGIAS DE TRATAMENTO   DA HWW

A qualidade adequada da água é necessária para a sua utilização desejada e é a necessidade básica da vida. [26]. No entanto, a maioria está fora do alcance desta comodidade básica para a sua vida. A utilização alargada de Ab leva à contaminação a diferentes níveis e é também difícil de tratar por qualquer processo de tratamento convencional. A ocorrência de Phcs na massa de água é alarmante, uma vez que deteriora o ambiente natural e é um lembrete de que a utilização de Phcs deve ser limitada até certo ponto. A ocorrência de micropoluentes é uma condição alarmante e deve ser considerada prioritária, uma vez que a remoção dos micropoluentes ainda não é clara. As substâncias químicas são utilizadas em quantidades semelhantes às dos insecticidas. Os avanços na instrumentação analítica tornaram mais fácil a deteção da concentração de certos produtos farmacêuticos em matrizes ambientais complexas. Observa-se que uma quantidade significativa de resíduos de fármacos atinge o sistema aquático através de várias fontes, pelo que são utilizados métodos de definição de prioridades para efeitos de monitorização e regulamentação. A seleção do tratamento combinado ou do tratamento separado será certamente determinada por parâmetros como as condições atmosféricas e o tipo, incluindo um número de doses prescritas pelos médicos [27].

2. 6TRATAMENTO DE ÁGUAS RESIDUAIS HOSPITALARES

Algumas instalações de cuidados de saúde recolhem separadamente as suas águas residuais e as águas pluviais para efeitos de tratamento posterior. As estratégias adoptadas para o tratamento das águas residuais urbanas enfrentam múltiplas barreiras, incluindo o pré-tratamento, o tratamento biológico, especialmente o MBR, e o processo de tratamento oxidativo avançado (AP) (conhecido como estratégia de micropoluentes). Esta deve ser incorporada de forma extensiva para remover os micropoluentes visados, conforme desejado. A implementação deste esquema dependerá também das tecnologias e condições operacionais adequadas. O parâmetro de menor influência inclui restrições ambientais, legislação local e economia de uma determinada área. Em muitos países em desenvolvimento, a AP, o desenvolvimento de filtros de membrana, o processo de Osmose Inversa (O.R.) e o processo de Nanofiltração estão em fase embrionária para o tratamento de HWW [28]. Em pesquisas, o risco de ineficácia no tratamento de muitos antibióticos é destacado para HWW. A eficiência global da estratégia de tratamento de micropoluentes situar-se-á entre 1 e 15 unidades logarítmicas.

Existe uma certa preocupação em relação aos fosfatos, uma vez que estes não são tratados nas ETAR convencionais. Atualmente, estão disponíveis várias abordagens, como o tratamento separado dos resíduos sólidos urbanos na origem ou a mistura com resíduos domésticos e o seu posterior tratamento. Observou-se que a cinética de pseudo-primeira ordem durante a degradação de Phcs, pelo que o tratamento na fonte é o melhor para evitar a diluição. Assim, o tratamento separado é atualmente considerado para os RSU [29]. O tratamento de RSU começa normalmente com uma etapa de pré-tratamento para reduzir a fração sólida, acompanhada de um remédio natural para eliminar a maior parte dos DOC, nutrientes e alguns Phcs, pelo que, no final, representa o processo físico-químico de remoção e higieniza o efluente.

Num futuro próximo, espera-se que surja um processo de tratamento adequado para os efluentes hospitalares que resolva o problema da resistência microbiana e outros impactos dos contaminantes emergentes presentes nos mesmos. Isto pode ser conseguido através da adoção de estratégias sustentáveis e a preços competitivos.

2.6.1 TÉCNICAS DE TRATAMENTO DE PAS

O processo de lamas activadas é normalmente utilizado nas ETAR municipais. Neste processo de tratamento, as lamas são misturadas com as águas residuais e com os microrganismos para eliminar os nutrientes que oxidam a matéria biológica carbonosa e outros produtos químicos durante o processo de tratamento. O tratamento começa por misturar os resíduos com culturas microbianas aclimatadas no tanque arejado. As lamas são bem aclimatadas para fazer face a eventuais choques durante o processo de tratamento das águas residuais.

Numa experiência realizada no âmbito do projeto PILLS, a utilização de UV/TiO2 foi comparada com a utilização exclusiva de UV. A configuração consiste em quatro cartuchos cónicos em fibra numa lâmpada UV de baixa pressão e verificou-se que, no primeiro ciclo, foi alcançada uma eficiência de remoção marginal. No que respeita aos fosfatos, a remoção global obtida em diferentes processos de tratamento como o terciário do hospital é de 90% dos principais fosfatos nas águas residuais, ao passo que a remoção obtida através da cloração e da coagulação pode ser de 70% e 40%, respetivamente.

O processo de lamas activadas (ASP) destina-se a reduzir os poluentes orgânicos, os sólidos em suspensão e a matéria floculante, a fim de produzir efluentes eficientes nas ETAR. Muitos Phcs [28] são detectados em várias estações de tratamento durante o processo de tratamento. Verificou-se que a eficiência de remoção durante a ASP varia entre 30% e 70% com um longo tempo de retenção. O desempenho depende de vários parâmetros, como variações sazonais, temperatura, pH, oxigénio dissolvido (OD), carga natural e comunidade microbiana. Alguns estudos sugerem a biodegradação de muitos fármacos como o ibuprofeno, o naproxeno, o bezafibrato e os estrogénios em condições aeróbias e anaeróbias[30]. A uma concentração mais elevada, a ASP torna-se inibida por ingredientes farmacêuticos activos e produz uma baixa eficiência durante o tratamento. No tanque de arejamento, o SRT é manipulado para garantir que a eficiência de remoção de um determinado parâmetro é atingida conforme desejado antes de ser submetido a uma separação sólido/líquido durante o clarificador. As lamas activadas sedimentadas recolhidas são primeiramente recicladas, devolvendo-as ao tanque de arejamento para tratar de uma concentração difícil e elevada de microrganismos despoluidores.

De acordo com alguns investigadores, as biodegradações co-metabólicas podem desempenhar um papel fundamental no mecanismo de eliminação eficaz dos micropoluentes através do processo de lamas activadas de HWW, uma vez que as concentrações de micropoluentes podem ser demasiado baixas para que haja um aumento instantâneo do substrato [31] .

2.6.2 PROCESSO DE TRATAMENTO SBR

O reator descontínuo sequencial (SBR) é um sistema de tratamento orgânico por lamas activadas tipicamente sofisticado e moderno. Este tipo de abordagem é atualmente utilizado em poucos sistemas. As estruturas SBR são estruturas híbridas com tendências de CSTR e sistemas de mistura completa, mas devem ser consideradas para o tratamento, especialmente com um tipo diferente de águas residuais. No SBR, os ciclos são de enchimento, reação, sedimentação, extração e inatividade, de forma independente[31]. Um SBR difere do sistema tradicional de tratamento por lamas activadas, realizando assim todos os processos acima referidos num único reator. Pode não haver diminuição da concentração de lamas ou de biomassa em comparação com o dispositivo de lamas activadas no processo SBR. O SBR também é útil para a eliminação de substâncias orgânicas e nutrientes. Devido a esta vantagem, é utilizado há muitos anos em todo o mundo para a ETAR.

A SBR é uma modificação da abordagem de tratamento por lamas activadas, de tal modo que não parecem ser necessários tanques separados para o arejamento e a sedimentação e não há retorno de lamas. Este método é geralmente utilizado numa área menor ou em caso de escassez de terrenos [32]. Noutro estudo, foram observadas eficiências inferiores entre 63-69% para a CQO devido ao mau tratamento na tecnologia SBR [28].

A eficiência de CBO5 alcançada foi de 81% com 4 horas de arejamento e 90 minutos de SRT. Consequentemente, a eficiência óptima de remoção pode ser alcançada com quatro horas de arejamento e 60 minutos de SRT. A remoção de CBO5 foi determinada como sendo em média de 82%, enquanto a remoção de CQO foi determinada como sendo em média de meio quilómetro. A eficiência de remoção de NH3 foi determinada como sendo de 96% em média. A remoção de PO_3^{-4} foi alcançada em cerca de 90% a 30 min SRT, respetivamente. A remoção de SS foi determinada como sendo em média de 98%. O SBR é considerado um sistema útil para o tratamento de HWW. O reator anaeróbio de sequenciação em descontínuo (AnSBR) também pode ser utilizado para o tratamento de águas residuais com a presença de oxigénio em condições de escuridão. As diferentes condições de dosagem utilizam ácidos gordos. É possível tratar Phcs até 40mg/L e, para além disso, resulta em toxicidade para a comunidade microbiana. Como resultado, o efeito dos dozes no Ab foi visível na rede microbiana para a utilização de um SBR. Este alterou o sistema microbiano, que continua a mostrar estabilidade sob efeitos elevados de antibióticos e um funcionamento prolongado, com o recurso útil da homoacetogénese associada à metanogénese hidrogenotrófica.

2.6.3 PROCESSO DE TRATAMENTO DO MBR

A remoção de Ab durante o tratamento de águas residuais utilizando um reator biológico de membranas (MBR) ocorre principalmente através da biodegradação, sorção para as lamas, fotodegradação e volatilização. O MBR junta o tratamento ASP com uma membrana de baixa pressão que impede a entrada de poluentes. Este sistema é considerado o sistema mais eficiente para o tratamento de águas residuais domésticas, uma vez que resulta numa redução das lamas, num baixo teor de sólidos suspensos e numa elevada remoção de agentes patogénicos[33]. O longo tempo de retenção permite a remoção de azoto e aumenta o crescimento de bactérias nitrificantes com uma melhor remoção de micropoluentes. O rácio VSS/TSS no sistema MBR é menor em comparação com o sistema de tratamento ASP. No sistema MBR, ocorre a remoção das características físicas dos poluentes e a descarga de permeados de alta qualidade. A elevada remoção de CQO no MBR proporciona um ambiente estável para os microrganismos, permitindo a remoção eficaz de micropoluentes. Na última década, o processo MBR tornou-se uma alternativa ao ASP, devido à sua elevada eficiência de remoção de micropoluentes [34]. A eficiência de remoção em comparação é maior em 15-42% [34]. Mas em muitos casos, também se verificou que a remoção de alguns Ab em ambos os sistemas é a mesma [33].

No entanto, os valores de Henry inferiores a 10^{-5} não são afectados pela volatilização e, devido à elevada turvação, a biodegradação torna-se insignificante [35]. No sistema de tratamento MBR, o Versicolor foi injetado de várias formas. Em condições de esterilização, o fungo desenvolve actividades biológicas. No entanto, muitos tipos de investigação estão a ser desenvolvidos neste domínio, como os reactores aeróbicos e anóxicos. Os MBR tratam uma vasta gama de micropoluentes a baixo custo, mas devido à incrustação da membrana, é um processo fastidioso [36]. O biorreactor de membrana de sal com membrana bioentranhada também é utilizado no tratamento de HWW com uma eficiência de remoção até 85% [36]. Os biorreactores de membrana anaeróbios são tecnologias novas e inovadoras para cargas flutuantes [37]. Num estudo realizado, a eficiência de remoção de CQO foi alcançada até 47,2% com uma baixa eficiência de remoção de substâncias orgânicas[38]. A eficiência de remoção de CQO com a adição de metanol até 78% pode ser alcançada variando a carga orgânica.

Normalmente, o MBR é utilizado como pré-tratamento aeróbio para várias remoções físicas de contaminantes, como a ozonização, UV/H2O2 e osmose inversa (RO). A eficácia do MBR depende do tempo de retenção hidráulica e do tempo de retenção das lamas. No entanto, para a HWW, o SRT é importante. Os parâmetros aeróbio, anóxico e anaeróbio são utilizados em diferentes fases de remoção, juntamente com o tipo de membrana e o material utilizado.

As membranas podem ser utilizadas em módulos externos ou ser submersas. As membranas também podem ser definidas pelo comprimento dos seus poros. Assim, as membranas de microfiltração são classificadas como tendo tamanhos de poros de cerca de 0,2-0,4 µm e, para as membranas de ultrafiltração, podem ser de 0,03 e 0,06 µm. Os poros mais pequenos não garantem uma melhor remoção, mas são necessários para o tratamento do efluente (por exemplo, os vírus não podem ser eliminados utilizando membranas de ultrafiltração devido ao seu pequeno comprimento) e, além disso, para obter a qualidade desejada do efluente tratado, são necessários tratamentos de polimento subsequentes [39].

No projeto-piloto europeu-suíço PILLS, foram analisados mais de 65 micropoluentes em SP-HPLC-MS/MS com SRT até 50 dias, mas a eficiência de remoção de todos os compostos foi de apenas 22%, devido à baixa percentagem de degradação do meio de contraste iodado[40]. No projeto DENEWA, a eficiência de remoção de 40 micropoluentes é, em média, de 80% e a remoção de matéria fecal é de cerca de 100% no caso da HWW. No entanto, os estudos recomendam que o estrogénio e os citostáticos sejam removidos após o tratamento com MBR[41]. Nalguns casos, a remoção de compostos cancerígenos de platina deve-se ao aumento da biodegradação, mesmo após a manutenção de TRS de 42 a 300 dias. Nalguns estudos, observou-se um TRH baixo, como 3 horas, para a remoção de Phcs devido ao processo de adsorção na superfície de partículas coloidais. O tratamento MBR não pode remover completamente os micropoluentes, mas necessita de polimento, como a ozonização, o carvão ativado, a fotodegradação, etc. O processo MBR é um processo mais dispendioso, seguido de ozonização, carvão ativado embalado ou filtração.

Recentemente, está a ser utilizado um novo tipo de membrana esponjosa submersa (MBR esponjoso), um MBR híbrido modificado e um novo MBR híbrido com COD, remoção de azoto, nitrificação e desnitrificação em simultâneo. Neste caso, foi observada uma baixa taxa de incrustação, embora os Phcs não tenham sido incluídos no estudo [42].

2.6.4 TÉCNICAS DE TRATAMENTO COM CARVÃO ATIVADO

A adsorção com carvão ativado é um método bastante antigo de tratamento de poluentes, incluindo o tratamento de HWW. Verificou-se que tem a capacidade de remover os desreguladores endócrinos [43]. Foram efectuados muitos estudos de tratamento utilizando diferentes formas de carvão ativado para obter resultados eficazes [44]. Na adsorção, a atração a nível molecular leva à ligação das substâncias químicas solúveis e gasosas à superfície. A ativação do carbono resulta numa estrutura porosa que aumenta as capacidades de adsorção.

Num estudo que utilizou a técnica do carvão ativado, a capacidade de absorção, a estrutura química e a adsorção do bisfenol A foram testadas com resultados positivos. Muitos parâmetros variáveis foram considerados eficazes no tratamento de desreguladores endócrinos, como a capacidade de adsorção, o volume de microporos e a área de superfície específica. A sua vida útil também varia consoante o tipo de carbono e o tempo de serviço. O carbono à base de carvão é o mais eficaz entre outros devido ao grande volume de poros. Também se observou alguma diferença na capacidade de adsorção durante o estudo de águas residuais reais e simuladas relativamente a vários tipos de desreguladores endócrinos[45].

A remoção de poluentes das águas residuais pode ser um processo que consome muita energia e o preço é a área chave que deve ser reconsiderada para a sua aplicação. O principal mecanismo de remoção no ASP é a biodegradação, pelo que deve ser um processo económico. Algumas investigações sugerem que é possível obter uma elevada remoção de EDC através de processos normais de tratamento biológico de resíduos, mas estes são bastante variáveis. Para tal, alguns parâmetros como a temperatura, o tempo de retenção hidráulica, a idade das lamas e a unidade de área de nitrificação são importantes para a remoção de estrogénios através do tratamento biológico de águas residuais. Este processo é frequentemente utilizado para a remoção de EDCs através da otimização dos parâmetros operacionais no tratamento convencional de resíduos. A fim de remover eficazmente o EDC das massas de água de superfície através de HWW, é mais adequado utilizar processos biológicos de tratamento de resíduos. É impraticável que a oxidação física e a oxidação avançada sejam amplamente empregues no tratamento. Em alguns casos, o processo físico sugere que a reação química avançada também poderia ser vantajosa para uma operação fácil e uma elevada eficiência de remoção.

2.6.5 Técnicas de tratamento de nanotubos de carbono

Os nanotubos de carbono de parede simples, parede dupla e parede múltipla são utilizados para a remoção de Phcs, variando características importantes como a temperatura e o pH. A capacidade de adsorção aumenta até 70% na gama de pH 3-7. O nanotubo de carbono mostra uma melhor eficiência de remoção para Ab até aos limites de 10-95% [46]. Atualmente, os nanotubos de carbono são uma tecnologia de adsorção nova e muito promissora para o tratamento de HWW. Podem também ser combinados com grafeno e óxido de grafeno para melhorar a eficiência através do aumento da área de superfície. Mas é necessário melhorar alguns parâmetros, como a redução do efeito estérico dos microporos, a regeneração, a reciclagem e a diminuição do custo de produção. Mas devido à coexistência de adsorventes e Phcs pode ser uma grande ameaça para a vida aquática. Muitos AbS são removidos por muitos nanoabsorventes como TiO_2, FeO, alumínio, etc. num processo passo a passo como a adsorção na superfície externa seguida de difusão interpartículas[47]. Devido à elevada área de superfície, muitos metais, como o arsénio, o chumbo, o mercúrio, o cádmio e o crómio, também apresentam uma elevada capacidade de adsorção. Muitos outros nanomateriais são também utilizados para o mesmo fim, como se mostra no quadro 2:

TABELA 2 PROPRIEDADES DAS NANOPARTÍCULAS UTILIZADAS NO TRATAMENTO [47].

Material used	Characteristics	Benefits
Metallic and mixed oxide nanoparticles	Efficient specific area, adsorption capacity and chemical permanency	used as magento-optical devices with low cost and toxicity
Magnetic nanoparticles	Super paramagnet, Densimetric separation with good surface area	Biocompatibility, low cost, easily synthesized
Carbon nanotubes	The efficient surface area with the ability for π-π interactions also	Lower price range and easy accessibility and functionalization
Graphene and/or Graphene oxide	Efficient mechanical strength Efficient surface area	Efficient surface adjustment with a low water dispersible
Silicon nanoparticles	High optoelectronic and electronic properties	Biocompatible low cost
Cellulose nano particles	High strength Light weight	Compostable Replaces toxic materials
Zinc oxide nano materials	Optics transparency and luminescence effect	Environmental friendly Easy to synthesis
Biosensors	Efficient Sensitivity Efficient surface energy Efficient reactivity, Efficient Surface conductivity with Efficient Surface/volume ratio	Compact size User friendly

Num estudo, a elevada taxa de remoção de fosfatos foi conseguida tanto em águas residuais hospitalares como em águas residuais municipais (fabricadas artificialmente) num intervalo de pH de 4,0 a 10,0, utilizando nanotubos de carbono[48]. O padrão de adsorção raramente é afetado pela mistura de iões e muitos outros parâmetros termodinâmicos mostram que a adsorção se torna espontânea e exotérmica. Os estudos do mecanismo de controlo da taxa de adsorção sugerem que o processo é inteiramente regido pela transferência externa de massa. O adsorvente é provavelmente dessorvido de forma eficiente em solução de etanol/hidrato de sódio com possibilidades de recuperação superiores a 93%, e os nanotubos de carbono podem ser reutilizados pelo menos 8 vezes com um bom desempenho global eficiente. Para o futuro, tanto os estudos cinéticos como os termodinâmicos podem ser benéficos para a conceção e consideração do processo de tratamento de HWW.

2.6.6 TÉCNICAS DE TRATAMENTO COM MANTA DE LAMAS ANAERÓBIAS DE FLUXO ASCENDENTE

A manta de lamas anaeróbias de fluxo ascendente (UASB) é muito utilizada devido ao aumento do teor de biomassa, aos tipos microbianos, ao baixo custo, à flexibilidade e à adaptabilidade ao pH e à temperatura. O aumento da taxa de carga orgânica leva a um aumento da remoção de CQO até 91% [52]. Quando a taxa de carga natural leva a um crescimento para além de 2,09 kg CQO/m^3 /d, a um pH $\geq$8, a eficiência é gravemente afetada, o que permite que os microrganismos redutores de sulfato prosperem sobre os metanogénicos no reator e uma observação semelhante foi também mencionada na literatura[49].

Os reactores UASB são também utilizados como pré-tratamento com várias doses de Ab sob uma carga orgânica elevada de até 21,02 kg CQO/m^3 /d e com pH 8,26 para obter uma maior eficiência na remoção de CQO e de alguns resíduos de Phcs[50]. Alguns outros tipos de reactores USBR estão também a ser utilizados, como o cobertor de lamas granulares expandidas (EGSB), que tem uma velocidade de fluxo ascendente elevada para separar as lamas dos grânulos. Neste reator, procedeu-se à digestão anaeróbia psicrofílica e verificou-se que a eficiência de remoção da CQO era de 70% [50]. Numa estação de tratamento de águas residuais à escala real, na China, para o fabrico de oxitetraciclina, também se utiliza o EGSB e reactores aeróbios posteriores[50]. Outro tipo semelhante de reator é o reator anaeróbio de fluxo ascendente (UASR), que combina as propriedades do USBR e do reator anaeróbio com deflector. Beneficia da separação da acidogénese e da metanogénese e permite a redução da lavagem da biomassa, a rápida recuperação hidráulica e a carga de choque. A viabilidade do reator anaeróbio de fluxo ascendente (UASR) foi levada a cabo para o pré-tratamento de HWW contendo os antibióticos tilosina e avilamicina e obteve resultados bastante eficazes. A observação com diferentes OLR no UASR mostrou uma separação da acidogénese com a metanogénese das lamas e avaliou a estabilidade do reator [51]. A eficiência de remoção de CQO é de 75% com OLRs baixos, mas com OLRs crescentes até 3,73 kg CQO/ m^3 /d e HRT de 4 para 2 dias, a remoção de CQO pode ser de 45%.

2.7 Técnicas de tratamento físico-químico

As características físico-químicas das águas residuais domésticas são de certo modo idênticas às das águas residuais domésticas. No HWW, o carbono orgânico dissolvido, a CBO, a CQO, os sólidos suspensos e os cloretos estão num nível mais elevado, de acordo com

Figura   2Tratamento físico-químico   em função do carbono orgânico total e do caudal[52]

A legislação local, mas os Phcs são muito mais elevados na água do mar[40]. Hoje em dia, a presença de micropoluentes na água do mar é sobretudo focada devido à baixa biodegradabilidade, aos genes resistentes aos antibióticos e aos resultados associados, como o cancro, os mutagénicos e os EDC. Até à data, quase não existem normas para a concentração de Phcs em HWW. Recentemente, alguns avanços no domínio do tratamento da água também encorajaram mudanças de operação em PAs para contaminantes naturais ou lidando com diferentes meios baseados na superfície para tratamento. Os APs podem ser caracterizados como os sistemas de tratamento capazes de criar radicais hidroxilos de entrada. Uma mistura com alta capacidade de oxidação capaz de expulsar misturas de ervas e inorgânicas. Os AP's podem ser preferidos em função do efeito do agente oxidante ou do método de utilização na sua produção.

Alguns tratamentos físico-químicos dependem dos tipos de RSU tratados, como se mostra na Fig. 2. Esta mostra a gama de aplicações e o método a adotar. É óbvio que o UV/H2O2 e a ozonização são encorajados a lidar com soluções de baixo caudal e baixo teor de carbono orgânico natural.

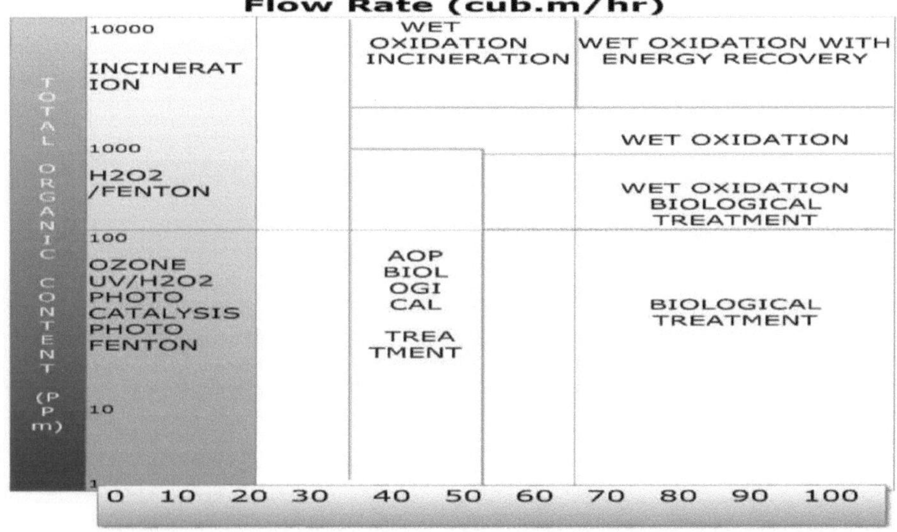

Os tratamentos biológicos podem ser sugeridos para efluentes com caudais elevados. Alternativamente, os tratamentos orgânicos

é aconselhada quando são utilizados efluentes com baixo caudal. Em última análise, a mistura de um PA com tratamento biológico é recomendada para um teor orgânico médio e um caudal intermédio [52].

2.7.1 UV/H2O2 TÉCNICAS DE TRATAMENTO

O mecanismo normal para a fotólise por H2O2 é a transformação aleatória das moléculas de peróxido em radicais hidroxilo com um rendimento de dois radicais HO quando a radiação é absorvida. A energia para interromper uma ligação O-O é de 213 kJ/mol, indica radiação de baixo comprimento de onda (200-280 nm).

FIGURA   3 SISTEMA DE REAÇÃO   PARA O PROCESSO DE TRATAMENTO UV/H2O2[53]

A remoção de micropoluentes de uma solução aquosa por tratamento UV/H2O2 abriu caminho para pensar numa nova direção. Os radicais OH desempenham um papel importante na degradação de Phcs, com um rendimento quântico que pode atingir a unidade. Vários Ab são susceptíveis de ser removidos por UV, H2O2 ou ambos[54].

Num estudo, o efeito de degradação é mostrado sob baixa pressão e média pressão policromática da lâmpada UV. Os contaminantes orgânicos mostram uma menor tendência para a adição electrofílica. Qualquer dificuldade na radiação ultravioleta ou baixa transmissão para o tecido com conteúdo de resíduos afecta a formação de radicais livres, pelo que o peso ligeiro tem de ser limpo periodicamente. A ferramenta

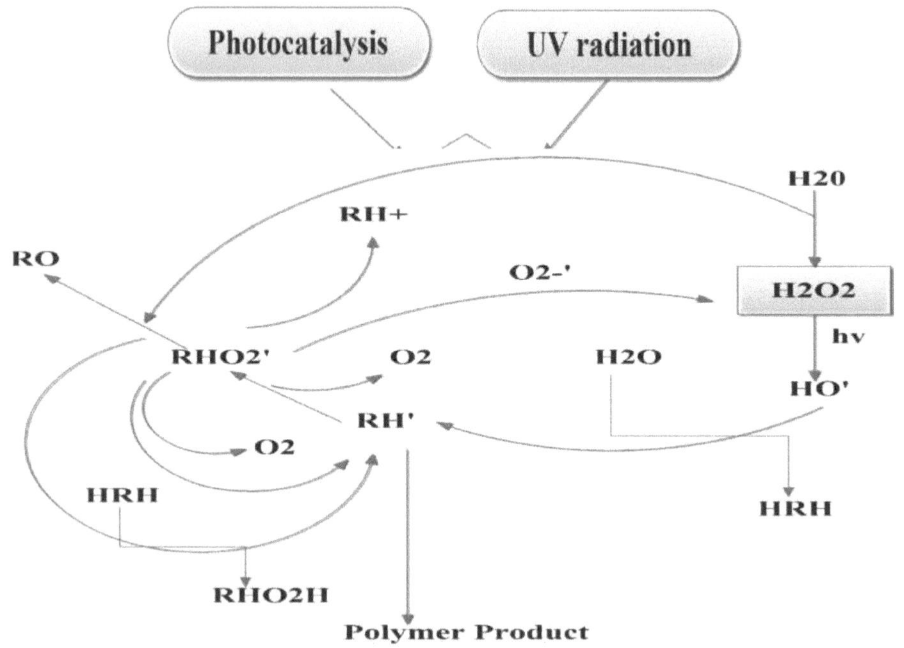

Sistema de reação

é sensível à escala de pH e a basicidade precisa de ser mantida; o hidróxido precisa de ser utilizado nas proximidades do carbonato porque o carbonato reage com os radicais [55]. Indica eficiência na mineralização de poluentes naturais, mas tem perigos como a terrível funcionalidade de assimilação do solo à luz ultravioleta. Muitos outros, como os meios porosos à base de sílica, mostram uma boa eficiência de remoção de Phcs e AbS[50]. Normalmente, aumentam a área de superfície específica, aumentando assim a capacidade de absorção[50].

FIGURA 4TECNOLOGIAS EM COMBINAÇÃO COM O PROCESSO FENTON.

1.1. 2TÉCNICAS DE TRATAMENTO COM REAGENTES DE FENTON

O processo de tratamento Fenton envolve a reação do peróxido de hidrogénio com o ferro para produzir o seu radical, que também pode ser reforçado pela fotorredução de Fe^{+2} e Fe^{+3} . Muitos estudos sugerem que o processo Fenton é uma opção viável para o tratamento de HWW [56]. A mineralização completa de alguns Phcs por este processo demorou 50 minutos [56]. A penicilina foi removida após 40 minutos com oxidação avançada juntamente com Fe^{2+} /H2O2 a pH=3, a eficiência de remoção da CQO e do carbono orgânico total (COT) com Fe^{2+} / H2O2 escuro a pH=3 é melhor do que com Fe^{3+} /H2O2 tipo Fenton escuro.

Na ausência de ligandos orgânicos, os complexos hidroxilo de Fe^{3+} regeneram Fe suficiente^{+2} absorvendo os raios UV/V. O Fe^{3+} combina-se facilmente para produzir complexos com diferentes ligandos naturais, normalmente com ligandos polidentados. O processo foto-Fenton é económico em comparação com a ozonização para o tratamento de fosfatos e é utilizado para o tratamento de efluentes rejeitados por membranas com concentrações imoderadas de micro contaminantes [56]. No entanto, existem algumas falhas, como o ajuste do pH, a eliminação das lamas, o elevado custo do H2O2 e a utilização de catalisadores. São também possíveis muitas outras opções de tratamento, como se mostra na Fig.4. O processo foto-Fenton é um método promissor para a eliminação de vários tipos de fosfatos. Tal como no tratamento de HWW, o principal desafio é tratar eficazmente os micropoluentes de acordo com as legislações locais ou nacionais, tendo em conta o aspeto dos custos. O processo Fenton não só é utilizado para a eliminação de vários microcontaminantes dissolvidos na água ou nas águas residuais, como também é um método mais simples. Em alguns casos, não é necessário recolher separadamente as espécies de ferro solúvel dos resíduos tratados e isso depende dos limites regulamentares dos efluentes estabelecidos pelas autoridades locais/nacionais. A maioria dos estudos demonstrou a eficácia do ião hidrogénio nas reacções foto-Fenton. No entanto, o Fe^{3+}, com coeficientes de absorção molar mais elevados na vasta gama do espetro UV, tem tido um bom efeito em muitas áreas com complexos aquosos, com um tempo de radiação idêntico até 580 nm. A introdução de complexos de quelação com ligandos naturais é necessária para o ferro no meio envolvente, regulando o transporte, a especificação e a acessibilidade do ferro, particularmente em águas moderadas do nosso corpo. A nova abordagem é económica, uma vez que a taxa química do ião hidrogénio requer uma grande atenção para a sua modificação, principalmente para o procedimento do processo de tratamento. A eficiência imoderada do processo foto-Fenton na eliminação de micro poluentes provocou melhorias nos seus estudos à escala piloto e nos métodos de concentração da abordagem da estrela parabólica. A utilização de diferentes processos tem sido intensamente considerada para a abordagem de baixo custo e tem considerado muitas opções neste caminho. [57].

O projeto à escala-piloto considerou a remoção total de um excedente de medicamentos prescritos geralmente em HWW, tal como antibióticos, anti-inflamatórios não esteróides, medicamentos, comprimidos analgésicos, hormonas, meios de diferença constante de raios X e outros, tendo sido bastante satisfatório. Em alguns estudos à escala-piloto, é utilizado o sistema Foto-Fenton para o tratamento de HWW para medicamentos prescritos no concentrado e aplicado o LCMS para análise da mecânica num parceiro de avaliação monetária de enfermagem [58]. O pré-tratamento do efluente, permitiu que o Foto-Fenton actuasse a custos mais baixos e com um melhor megaciclo de arranque de acordo com as concentrações por segundo, diminuindo assim o comprimento do foto-reator e, adicionalmente, a quantidade de reagentes necessários para manter o quilolitro de efluente tratado. Estes efeitos reforçam a ideia de que a correção de concentrações muito pequenas de contaminantes, como as que se encontram nas águas residuais domésticas, necessita de ideias operacionais especiais a partir do equipamento de PA's para águas residuais empresariais de elevada carga orgânica.

1.1. 3TÉCNICAS DE TRATAMENTO COM OZONO

Neste método, o ozono oxida os micropoluentes direta ou indiretamente através do radical hidroxilo que actua como agente oxidante forte. Reage seletivamente com ligações de cadeia dupla, -OH, -CH3, -OCH3), e aniões N, P, O e S mas em condições alcalinas, a reação indireta ocorre. No estudo, a concentração de ozono de cerca de 5 a 15 mg/L foi mantida e observou-se que a eficiência de remoção de alguns Phcs atingiu 96%[59]. O ozono pode provocar e participar em muitas substâncias orgânicas e inorgânicas através da sua reação ao longo da sua existência. A molécula de ozono é uma molécula triatómica com uma burocracia de ressonância de Lewis em popular. À temperatura ambiente, é bastante instável e o ser humano pode descobri-lo mesmo em baixa concentração. A eficiência da mudança do ozono de gás para líquido é gerida através do pH, temperatura, carga de flutuação, comprimento da bolha, tensão do ozono e força iónica [59].

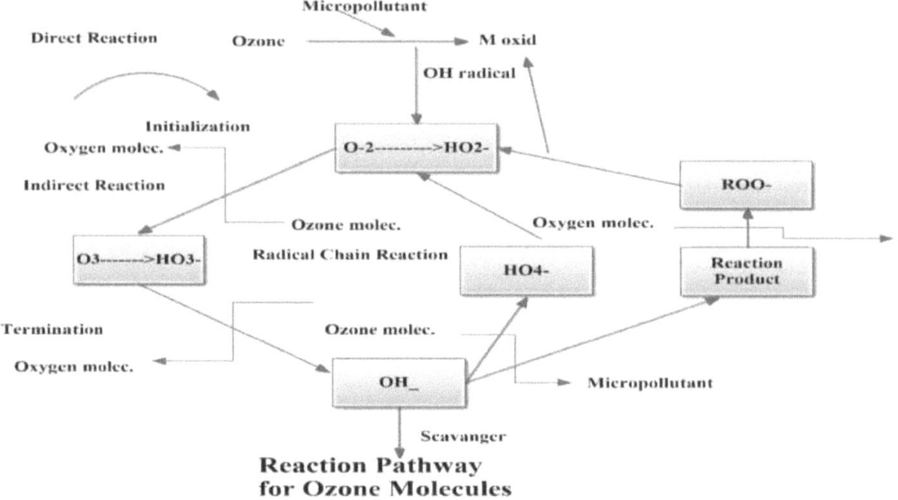

FIG. 5. VIA DE REAÇÃO DO OZONO[60].

Recentemente, na Europa, muitas estações de tratamento foram modernizadas com uma combinação de processos físicos e biológicos para a remoção efectiva de micropoluentes. Verificou-se que estes são convertidos num produto desconhecido de toxicidade incerta [29]. Mas a sua quantidade é muito baixa, tendo actividades estrogénicas e antimicrobianas insignificantes. Foi também observado que o resultado final poderia ser formaldeído, cetonas, fenóis, nitrometanos e outros tipos de substâncias cancerígenas. Foi operado um HWW à escala piloto com tecnologias de pré-tratamento, bioreactor de membrana e pós-tratamento, com ozono. A eliminação exigiu 1,08 mg o3/mg de carbono orgânico dissolvido em geral [61]. Em geral, quanto maior for o carbono orgânico dissolvido, maior será a dose de ozono para o tratamento de HWW. Num estudo recente, observou-se que a sua concentração estará na gama de 0,50-4,7 mg o3/mg de carbono orgânico dissolvido no tratamento de HWW[62]. Também se observou que o pH baixo desempenha um papel importante na sua vida útil, aumentando-o de 1 para 10 minutos, e que a eficiência da remoção também tem um efeito negativo a um pH elevado na gama de 5-9 no tratamento HWW. No entanto, esta tecnologia apresenta algumas deficiências, como a produção dispendiosa, a produção de calor e a baixa eficiência de conversão (1 kg de produção de O3 requer 12 kWh). O valor de atualização das ETAR de pequena e média escala para HWW, com um grau de ozonização adaptado, pode querer aumentar até 50% e o consumo de energia é reduzido até 30% [63]. Após a mistura com os caminhos da água, a reação direta como combustível molecular e a reação indireta através de oxidantes que lembram espécies radicais com reacções podem ocorrer no tempo regular. Uma ou outra reação pode dominar, dependendo de vários factores como a temperatura, o pH e a composição química dos resíduos. As condições ácidas permitem que os gases reajam diretamente através de reacções selectivas.

2.8. TRATAMENTO DE EFLUENTES COM UMA COMBINAÇÃO DE PROCESSOS E SUAS VANTAGENS

Tal como discutido na secção anterior sobre o processo individual e a sua eficiência de tratamento de diferentes fosfatos de HWW, é óbvio que o processo de tratamento individual é menos eficaz. Por conseguinte, na prática, está a ser utilizada uma combinação de processos e foram publicados vários estudos[64] a este respeito. Esta secção aborda as estratégias de tratamento adoptadas por diferentes países e a sua eficiência em combinação umas com as outras. O Quadro 4.0 indica as estratégias de tratamento atualmente utilizadas por diferentes países.

S.No.	Country	Treatment adopted to date	Reference
1.	India	Direct disposal to the natural waterbody or send to the Treatment Plant	[65]
2.	Indonesia	Direct disposal to the natural waterbody or send to the Treatment Plant	[66]
3.	Bangladesh	Direct disposal to a natural waterbody	[67]
4.	Pakistan	Direct disposal to a natural waterbody	[68]
	Nepal	Direct disposal to a natural waterbody	[69]
5.	China	Treatment facility	[70]
6.	Republic of Korea	Treatment facility	[71]
7.	Japan	Treatment along with domestic wastewater	
8.	Australia	Treatment along with domestic wastewater	[72]
9.	Egypt	Treatment along with domestic wastewater	[73]
10.	Thailand	Treatment along with domestic wastewater	
11.	South Africa	Treatment along with domestic wastewater	[74]

O tipo de sequências que são adoptadas para a combinação de vários tratamentos relacionados com a HWW depende da condição económica do país. Em geral, as instalações à escala real, como o processo de lamas activadas combinadas, são predominantes na Índia, na China e no Irão; o processo de MBR seguido de desinfeção é muito comum, especialmente na China; a floculação seguida do processo de lamas activadas combinadas na República da Coreia; a fossa séptica seguida de um reator de leito de fluxo superficial horizontal ou vertical no Nepal; as lagoas facultativas na Etiópia, o processo de lamas activadas ou as fossas sépticas no Irão [75]. Foram também comunicados alguns estudos à escala piloto, como o processo combinado de lamas activadas seguido de filtração e cloração na Índia; biofiltros arejados seguidos de ozonização na Indonésia, processo combinado de lamas activadas seguido de biorreactor de película fixa no Irão.

QUADRO 3 TIPOS DE SISTEMAS DE TRATAMENTO ADOPTADOS EM DIFERENTES PAÍSES .

S.No.	Country	System Adopted till date
1.	India	Combined Activated Sludge Process followed by Sand Filtration+ Chlorination [3] Or Coagulation followed by Filtration+ Chlorination Or Combined Activated Sludge Process [65]
2.	Nepal	Septic tank followed by Horizontal or vertical surface flow bed reactor [69]
3.	Thailand	Photo-Fenton Or Photo-Fenton followed by Combined Activated Sludge Process
4.	Iraq	MBR[76]

Foram publicados muitos estudos [69] sobre o tratamento de HWW à escala real, à escala piloto e à escala laboratorial. Uma vez que a maior parte da investigação a este respeito foi publicada com base na escala piloto/laboratorial, enquanto alguns se referiam à estação de tratamento à escala real, são ainda necessários muitos melhoramentos para aceder corretamente à metodologia e à eficácia utilizando técnicas de otimização. Na conceção de uma estação de tratamento à escala real, são considerados muitos parâmetros, como as características, as condições de temperatura e a viabilidade económica da HWW. As tendências neste domínio são, por exemplo, a monitorização de contaminantes emergentes, a adoção de tecnologias de tratamento novas e inovadoras, bem como as perspectivas futuras, que têm sido um tema muito atual.

Quadro 4 Regimes de tratamento para HWW

Ref.	Treatment Scheme for HWW*					
	Biological Treatment adopted		Removal Efficiency of Phcs on an average	Physicochemical Treatment	Removal Efficiency of Phcs using combination	Recommendation drawn from results about Treatment train
[64]	MBR		57-81%	H_2O_2/UV		MBR+ H2O2/Fe^{2+}/UV+O_3
				H_2O_2/Fe^{2+} /H_2O_2/Fe^{2+}/UV/UV-O_3	12-100%	
[77]	MBR		39-60%	--------		MBR$^{\#}$
	MBR		34-100%	--------		MBR$^{\#}$
[56]	--------			O_3	91%	$O_3^{\#}$
[79]	MBR		Upto 60%	GAC + O_3/H_2O_2+UV Or GAC + UV	Upto 90%	MBR + GAC + UV
[80]	MBR		Upto 60%	O_3 + PAC + sand filtration PAC + sand Filtration	Upto 80%	
[81]	MBR		Upto 90%	O_3 + GAC	Upto 70%	MBR + GAC + O_3
[27]	MBR		Upto 74%	O_3 + UV	50-90%	MBR + UV+ O_3
[82]	CAS		Aver.55%	Chlorination	Aver.65%	CAS + Chlorination
[83]	Septic Tank		Aver.42%	Oxidation Ponds	Aver.54%	Septic Tank + Oxidation Ponds
[69]	Septic Tank		Upto 39%	Wetlands	Upto 77%	Oxidation Ponds + Wetlands
[84]	MBR		Upto 74%	Chlorination	95%	MBR + Chlorination
	MBR		--------	Anaerobic -Oxidation Ditch	--------	MBR + Anaerobic -Oxidation Ditch

[85]	Filtration + CAS	59%–76%	--------		Filtration + CAS
[71]	Flocculation + CAS + Activated Carbon	80%	--------	--------	Flocculation + CAS + Activated Carbon
[86]	Septic Tank	Aver.42%	Anaerobic Filters	65%	Septic Tank + Anaerobic Filters
[87]	UASB	Upto 67.5%	Anaerobic Filters	64%	UASB+ Anaerobic Filters
	CAS	Aver.58%	Chlorination	92%	CAS + Chlorination
[88]	CAS	Aver.62%	Chlorination	91%	CAS + Chlorination

Podem ser feitas melhorias adicionais, CAS - Processo combinado de lamas activadas, MBR - Reator Biológico de Membranas, GAC - carvão ativado granulado, UV - radiação ultravioleta, O3 - Processo de Ozonização, H2O2 - Processo Fenton.

É sabido que os processos de tratamento individuais não são muito eficazes na remoção de micropoluentes. Por esse motivo, estão a ser investigadas novas tecnologias alternativas e também com diferentes combinações. Por exemplo, a adição de carvão ativado pode melhorar a eliminação de substâncias menos degradadas biologicamente por adsorção. Também se observou que a biomassa suspensa combinada com a suspensa pode melhorar a biodegradação de micropoluentes. Os biofiltros com biofilmes fixos também são considerados como o principal foco nos processos de biofilmes de areia [89]. Muitos parâmetros importantes, como o SRT, também impuseram um risco de desempenho, embora tenham sido encontrados efeitos interessantes através do desenvolvimento de diversos microrganismos no sistema; como resultado, o reator de biofilme compensou uma maior concentração de biomassa.

Nos processos híbridos de lamas activadas com biofilme, as bactérias com baixo crescimento aumentam a remoção com bactérias oxidantes de amoníaco e nitritos. Os reactores de biofilme de leito móvel (MBBR) são também uma tecnologia promissora com crescimento de biofilme no tanque e podem ser reforçados por ASP para melhorar a nitrificação e a desnitrificação [89]. Alguns estudos baseados em MBBR e MBR, nos quais os parâmetros físicos foram analisados com diferentes tempos de detenção, mostraram tendências promissoras devido às suas vias de biodegradação. Além disso, o MBR tem algumas complicações físicas de funcionamento, tal como referido nas secções anteriores. O UASB é também uma boa alternativa associada a um MBR aeróbio com um HRT baixo. Este sistema pode conseguir uma remoção eficiente de micropoluentes em comparação com o processo convencional [90]. Em todos os processos híbridos e combinados, o custo da tecnologia envolvida, os tipos de águas residuais, a temperatura e, mais importante, as condições financeiras para a execução destes projectos desempenham um papel vital.

2.9. OBSERVAÇÕES FINAIS COM PERSPECTIVAS FUTURAS

Se relacionarmos o passado com o cenário atual dos fármacos no ambiente, iremos certamente constatar que muitas doenças não são hoje curáveis com o simples Ab previamente prescrito. Foram realizados muitos projectos de investigação em países europeus que demonstraram o risco de tais resíduos, como Pills, Sibell, Poseidon, No pills, Neptune, Knappe, Endetech, etc. Na secção anterior, foi referido que não existem leis rigorosas para os resíduos sólidos urbanos e que, em muitos países, estes são misturados com as águas residuais domésticas. Esta investigação apresenta muitas dificuldades devido à complexidade da análise, à deteção do Ab visado, ao facto de afetar o caudal das massas de água e de a natureza do tratamento variar de estação para estação. Dada a forma como a natureza está a ser degradada e os efeitos nocivos estão a ser impostos, é importante tomar medidas imediatas e decisivas neste domínio. As ETAR servem de viveiro para os sistemas resistentes aos antibióticos, pelo que também é necessária uma monitorização atenta. Foram considerados muitos ensaios com diferentes processos de tratamento, em combinação. Muitos países estão a prestar grande atenção a este tópico, tendo em conta a gravidade do risco envolvido. A investigação pode ter perspectivas futuras envolvendo a direção abaixo referida para a obtenção de uma melhor eficiência em relação à HWW:

1. o efeito dos parâmetros físico-químicos nas concentrações de Phcs.

2. as lagoas aeróbias, anaeróbias e facultativas podem ter futuro na remoção de Ab com menos necessidades energéticas.

3. Podem ser efectuados estudos adequados sobre os compostos intermédios que se formam durante os vários processos de tratamento. A sua identidade química pode ser estabelecida através de investigações à escala real.

4. a matriz das lamas em Phcs também pode ser estudada tendo em conta a eficiência de remoção dos diferentes processos de tratamento.

5. A degradação de Phcs e Ab em ambientes naturais pode ser mais estudada tendo em conta a natureza e os tipos de actividades microbiológicas que ocorrem.

6. durante o processo de degradação, a formação de ácido fórmico e ácido acético foi relatada em muitos estudos que podem ser mais investigados e a correlação pode ser desenvolvida com um modelo.

As diferentes tecnologias utilizadas para o tratamento de HWW, incluindo o pré-tratamento, MBR e outros processos de oxidação avançados, foram discutidas no documento. Devido ao carácter irregular do HWW, são necessários diferentes mecanismos de remoção. Em muitos países, como na Suíça, está em curso a modernização de sistemas de tratamento anteriores. Tendo em conta o risco associado à gestão de HWW, será possível uma remoção eficiente de Ab, que pode ser conseguida através da adoção de tecnologias sustentáveis, mais económicas e com menor necessidade de energia. Um maior avanço tecnológico pode, a partir de agora, produzir uma implicação viável e criar uma política nacional forte, com legislação adequada, para a produção e eliminação de RSU. O seu risco a longo prazo devido à exposição aguda e regular deve ser considerado com a determinação adequada das vias metabólicas.

REFERÊNCIAS:

[1]   S.D. Richardson, Water Analysis : Emerging Contaminants and Current Issues, 81 (2009) 4645-4677.

[2]   M.I. Vasquez, A. Lambrianides, M. Schneider, K. Kummerer, D. Fatta-Kassinos, Environmental side effects of pharmaceutical cocktails: What we know and what we should know, J. Hazard. Mater. 279 (2014) 169-189. doi:10.1016/j.jhazmat.2014.06.069.

[3]   V. Chitnis, S. Chitnis, K. Vaidya, S. Ravikant, S. Patil, D.S. Chitnis, Bacterial population changes in hospital effluent treatment plant in central India, Water Res. 38 (2004) 441-447. doi:10.1016/j.watres.2003.09.038.

[4]   B. Pauwels, W. Verstraete, The treatment of hospital wastewater: An appraisal, J. Water Health. 4 (2006) 405-416. doi:10.2166/wh.2006.025.

[5]   D. Mara, Domestic wastewater treatment in developing countries, 2004. doi:10.1017/CBO9781107415324.004.

[6]   The Indian Pharmaceutical Industry : About KPMG ' s Pharmaceutical Practice, n.d.

[7]   T. Alvarino, N. Torregrosa, F. Omil, J.M. Lema, S. Suarez, Assessing the feasibility of two hybrid MBR systems using PAC for removing macro and micropollutants, J. Environ. Manage. 203 (2017) 831-837. doi:10.1016/j.jenvman.2016.03.023.

[8]   N.A. Alygizakis, P. Gago-Ferrero, V.L. Borova, A. Pavlidou, I. Hatzianestis, N.S. Thomaidis, Ocorrência e distribuição espacial de 158 produtos farmacêuticos, drogas de abuso e metabolitos relacionados na água do mar offshore, Sci. Total Environ. 541 (2016) 1097-1105. doi:10.1016/j.scitotenv.2015.09.145.

[9]   Q. Sun, Y. Li, M. Li, M. Ashfaq, M. Lv, H. Wang, A. Hu, C.P. Yu, PPCPs no estuário do rio Jiulong

(China): Distribuições espácio-temporais, destino e seu uso como marcadores químicos de águas residuais, Chemosphere. 150 (2016) 596-604. doi:10.1016/j.chemosphere.2016.02.036.

[10] C. Chen, J. Li, P. Chen, R. Ding, P. Zhang, X. Li, Ocorrência de antibióticos e resistências a antibióticos em solos de áreas de irrigação de águas residuais em Pequim e Tianjin, China, Environ. Pollut. 193 (2014) 94-101. doi:10.1016/j.envpol.2014.06.005.

[11] O.B. Samuelsen, V. Torsvik, A. Ervik, Long-range changes in oxytetracycline concentration and bacterial resistance towards oxytetracycline in a fish farm sediment after medication, Sci. Total Environ. 114 (1992) 25-36. doi:10.1016/0048-9697(92)90411-K.

[12] T.H. Fang, F.H. Nan, T.S. Chin, H.M. Feng, The occurrence and distribution of pharmaceutical compounds in the effluents of a major sewage treatment plant in Northern Taiwan and the receiving coastal waters, Mar. Pollut. Bull. 64 (2012) 1435-1444. doi:10.1016/j.marpolbul.2012.04.008.

[13] G. V. Patil, K. Pokhrel, Biomedical solid waste management in an Indian hospital: A case study, Waste Manag. 25 (2004) 592-599. doi:10.1016/j.wasman.2004.07.011.

[14] R. Gothwal, T. Shashidhar, Antibiotic Pollution in the Environment: A Review, Clean -

Solo, Ar, Água. 43 (2015) 479-489. doi:10.1002/clen.201300989.

[15] M.O.F. Environment, THE ENVIRONMENT (PROTECTION) ACT , 1986, 1986.

[16] M. Al Aukidy, P. Verlicchi, N. Voulvoulis, Um quadro para a avaliação do risco ambiental colocado pelos produtos farmacêuticos provenientes de efluentes hospitalares, Sci. Total Environ. 493 (2014) 54-64. doi:10.1016/j.scitotenv.2014.05.128.

[17] L. Vergeynst, K. K'oreje, P. De Wispelaere, L. Harinck, H. Van Langenhove, K. Demeestere, Statistical procedures for the determination of linearity, detection limits and measurement uncertainty: A deeper look into SPE-LC-Orbitrap mass spectrometry of pharmaceuticals in wastewater, J. Hazard. Mater. 323 (2017)   2-10.

doi:10.1016/j.jhazmat.2016.05.077.

[18] Comissão Europeia, Diretiva 2008/98/CE do Parlamento Europeu e do Conselho, de 19 de novembro de 2008, relativa aos resíduos, Off. J. Eur. Union L. 312 (2008) 11-22.

[19] Y. Chartier, J. Emmanuel, U. Pieper, P. Rushbrook, R. Stringer, W. Townend, S. Wilburn, R. Zghondi, Pruss, A., Safe management of wastes from health-care activities, 2014.

[20] W.J. COHEN, J.N. SONOSKY, Federal Water Pollution Control Act Amendments of 1961, Public Heal. Reports (Washington, D.C. 1896). 77 (1962) 107-13. doi:10.1111/j.1744-1714.1974.tb00320.x.

[21] I. Publicação, Release of patients after therapy with unsealed sources ICRP Publication 94;, Ann. ICRP. 34 (2004).

[22] K. Kummerer, T. Erbe, S. Gartiser, L. Brinker, AOX-emissions from hospitals into municipal waste water, Chemosphere. 36 (1998) 2437-2445. doi:10.1016/S0045- 6535(97)10200-4.

[23] F. El-Ogri, N. Ouazzani, F. Boraam, L. Mandi, Um levantamento das águas residuais geradas por um hospital na cidade de Marraquexe e sua caraterização, Desalin. Water Treat. 57 (2016) 17061-17074. doi:10.1080/19443994.2016.1138328.

[24] S. Daouk, N. Chevre, N. Vernaz, C. Widmer, Y. Daali, S. Fleury-Souverain, Dinâmica das cargas de ingredientes farmacêuticos activos nas águas residuais de um hospital universitário suíço e previsão do risco ambiental relacionado para os ecossistemas aquáticos, Sci. Total Environ. 547 (2016) 244-253. doi:10.1016/j.scitotenv.2015.12.117.

[25] S.K. Sharma, R. Sanghi, Wastewater reuse and management, 2013. doi:10.1007/978-94- 007-4942-9.

[26]   J.C.N. Assob, P.F. Nde, D.S. Nsagha, D.L. Njimoh, O. Nfor, A.L. Njunda, H.L.F. Kamga, A incidência de parasitas feco-orais em vendedores de comida de rua em Buea, região sudoeste dos Camarões, Afr. Health Sci. 12 (2012) 376-380. doi:10.4314/ahs.v12i3.20.

[27]   P. Verlicchi, A. Galletti, L. Masotti, Management of hospital wastewaters: O caso do efluente de um grande hospital situado numa pequena cidade, Water Sci. Technol. 61 (2010) 25072519. doi:10.2166/wst.2010.138.

[28]   S. Rodriguez-Mozaz, S. Chamorro, E. Marti, B. Huerta, M. Gros, A. Sanchez-Melsio, C.M.

Borrego, D. Barcelo, J.L. Balcazar, Ocorrência de antibióticos e genes de resistência a antibióticos em águas residuais hospitalares e urbanas e o seu impacto no rio recetor, Water Res. 69 (2015) 234-242. doi:10.1016/j.watres.2014.11.021.

[29]   A. Joss, S. Zabczynski, A. Gobel, B. Hoffmann, D. Loffler, C.S. McArdell, T.A. Ternes, A. Thomsen, H. Siegrist, Biological degradation of pharmaceuticals in municipal wastewater treatment: Propondo um esquema de classificação, Water Res. 40 (2006) 1686-1696. doi:10.1016/j.watres.2006.02.014.

[30]   M. Kim, P. Guerra, A. Shah, M. Parsa, M. Alaee, S.A. Smyth, Remoção de produtos farmacêuticos e de higiene pessoal numa estação de tratamento de águas residuais com biorreactor de membrana, Water Sci. Technol. 69 (2014) 2221-2229. doi:10.2166/wst.2014.145.

[31]   H.R. Rogers, Sources, behaviour and fate of organic contaminants during sewage treatment and in sewage sludges, Sci. Total Environ. 185 (1996) 3-26. doi:10.1016/0048- 9697(96)05039-5.

[32]   R. Ileri, I.A. Sengil, S. Kulac, Y. Damar, Tratamento de águas residuais domésticas e da indústria farmacêutica por reator descontínuo sequencial, J. Environ. Sci. Heal. Part a- Toxic/Hazardous Subst. Environ. Eng. 38 (2003) 2101-2111. doi:Doi 10.1081/Ese- 120023336.

[33]   J. Sipma, B. Osuna, N. Collado, H. Monclus, G. Ferrero, J. Comas, I. Rodriguez-Roda, Comparação da remoção de produtos farmacêuticos em sistemas MBR e de lamas activadas, Desalination. 250 (2010) 653-659. doi:10.1016/j.desal.2009.06.073.

[34]   N.H. Tran, H. Chen, M. Reinhard, F. Mao, K.Y.H. Gin, Ocorrência e remoção de múltiplas classes de antibióticos e agentes antimicrobianos em processos de tratamento biológico de águas residuais, Water Res. 104 (2016) 461-472. doi:10.1016/j.watres.2016.08.040.

[35]   T. Trinh, B. van den Akker, H.M. Coleman, R.M. Stuetz, J.E. Drewes, P. Le-Clech, S.J. Khan, Variações sazonais no destino e remoção de contaminantes químicos orgânicos vestigiais durante a operação de um biorreator de membrana em escala real, Sci. Total Environ. 550 (2016) 176-183. doi:10.1016/j.scitotenv.2015.12.083.

[36]   K.G. Pavithra, P. Senthil Kumar, P. Sundar Rajan, A. Saravanan, M. Naushad, Sources and impacts of pharmaceutical components in wastewater and its treatment process: A review, Korean J. Chem. Eng. 34 (2017) 2787-2805. doi:10.1007/s11814-017-0255-2.

[37]   H. Lin, W. Peng, M. Zhang, J. Chen, H. Hong, Y. Zhang, A review on anaerobic membrane bioreactors: Aplicações, incrustação de membrana e perspectivas futuras, Dessalinização. 314 (2013) 169-188. doi:10.1016/j.desal.2013.01.019.

[38]   L. Dvorak, M. Gomez, J. Dolina, A. Cemfn, Anaerobic membrane bioreactors-a mini review with emphasis on industrial wastewater treatment: applications, limitations and perspectives, Desalin. Water Treat. 57   (2016)   19062-19076.

doi:10.1080/19443994.2015.1100879.

[39]   P. Krzeminski, J.A. Gil, A.F. van Nieuwenhuijzen, J.H.J.M. van der Graaf, J.B. van Lier, Flat sheet or hollow fibre - comparison of full-scale membrane bio-reator configurations, Desalin. Water Treat. 42 (2012) 100-106. doi:10.1080/19443994.2012.682963.

[40]   L. Kovalova, H. Siegrist, H. Singer, A. Wittmer, C.S. McArdell, Tratamento de Águas Residuais Hospitalares por Bioreactor de Membrana: Performance and Efficiency for Organic Micropollutant Elimination, Environ. Sci. Technol. 46 (2012)   1536-1545.

doi:10.1021/es203495d.

[41]   S.N. Mahnik, K. Lenz, N. Weissenbacher, R.M. Mader, M. Fuerhacker, Fate of 5- fluorouracil, doxorubicin, epirubicin, and daunorubicin in hospital wastewater and their elimination by activated sludge and treatment in a membrane-bio-reator system, Chemosphere. 66 (2007) 30-37. doi:10.1016/j.chemosphere.2006.05.051.

[42]   T.T. Nguyen, X.T. Bui, T.D.H. Vo, D.D. Nguyen, P.D. Nguyen, H.L.C. Do, H.H. Ngo, W. Guo, Performance and membrane fouling of two types of laboratory-scale submerged membrane bioreactors for hospital wastewater treatment at low flow condition, Sep. Purif. Technol. 165 (2016) 123-129. doi:10.1016/j.seppur.2016.03.051.

[43]   Z. hua Liu, Y. Kanjo, S. Mizutani, Removal mechanisms for endocrine disrupting compounds (EDCs) in wastewater treatment - physical means, biodegradation, and chemical advanced oxidation: A review, Sci. Total Environ. 407 (2009) 731-748. doi:10.1016/j.scitotenv.2008.08.039.

[44]   W. Yu, L. Xu, J. Qu, N. Graham, Investigação da pré-coagulação e da adsorção de carvão ativado em pó na incrustação da membrana de ultrafiltração, J. Memb. Sci. 459 (2014) 157-168. doi:10.1016/j.memsci.2014.02.005.

[45]   S.A. Snyder, S. Adham, A.M. Redding, F.S. Cannon, J. DeCarolis, J. Oppenheimer, E.C. Wert, Y. Yoon, Role of membranes and activated carbon in the removal of endocrine disruptors and pharmaceuticals, Desalination. 202   (2007)   156-181.

doi:10.1016/j.desal.2005.12.052.

[46]   N. Suriyanon, J. Permrungruang, J. Kaosaiphun, A. Wongrueng, C. Ngamcharussrivichai, P. Punyapalakul, Mecanismos de adsorção selectiva de resíduos de medicamentos   antilipidémicos   e anti-inflamatórios não esteróides em materiais porosos à base de sílica funcionalizada num soluto misto, Chemosphere. 136 (2015) 222-231. doi:10.1016/j.chemosphere.2015.05.005.

[47]   W. Li, J. Wang, G. He, L. Yu, N. Noor, Y. Sun, X. Zhou, J. Hu, I.P. Parkin, Enhanced adsorption capacity of ultralong hydrogen titanate nanobelts for antibiotics, J. Mater. Chem. A. 5 (2017) 4352-4358. doi:10.1039/C6TA09116D.

[48]   Y. Wang, J. Ma, J. Zhu, N. Ye, X. Zhang, H. Huang, nanotubos de carbono de paredes múltiplas com propriedades seleccionadas para filtração dinâmica de produtos farmacêuticos e de cuidados pessoais, Water Res. 92 (2016) 104-112. doi:10.1016/j.watres.2016.01.038.

[49]   W. Li, Q. Niu, H. Zhang, Z. Tian, Y. Zhang, Y. Gao, Y.Y. Li, O. Nishimura, M. Yang, tratamento UASB de águas residuais farmacêuticas baseadas em síntese química contendo compostos orgânicos ricos em enxofre e sulfato e características microbianas associadas, Chem. Eng. J. 260 (2015) 55-63. doi:10.1016/j.cej.2014.08.085.

[50]   Q. Yi, Y. Zhang, Y. Gao, Z. Tian, M. Yang, tratamento anaeróbico de águas residuais de produção de antibióticos pré-tratadas com hidrólise aprimorada: Redução simultânea de COD e ARGs, Water Res. 110 (2017) 211-217. doi:10.1016/j.watres.2016.12.020.

[51]   S. Chelliapan, T. Wilby, A. Yuzir, P.J. Sallis, Influência da carga orgânica no desempenho e na estrutura da comunidade microbiana de um reator anaeróbio em fase de tratamento de águas residuais farmacêuticas, Desalination. 271   (2011)   257-264.

doi:10.1016/j.desal.2010.12.045.

[52]   F. Hancock, Catalytic strategies for industrial water re-use, Catal. Today. 53 (1999) 3-9.

doi:10.1016/S0920-5861(99)00098-X.

[53] O. Legrini, E. Oliveros, A.M. Braun, Photochemical Processes for Water Treatment, Chem. Rev. 93 (1993) 671-698. doi:10.1021/cr00018a003.

[54] Y.J. Jung, W.G. Kim, Y. Yoon, J.W. Kang, Y.M. Hong, H.W. Kim, Removal of amoxicillin by UV and UV/H2O2processes, Sci. Total Environ. 420 (2012) 160-167. doi:10.1016/j.scitotenv.2011.12.011.

[55] D. Dobrin, C. Bradu, M. Magureanu, N.B. Mandache, V.I. Parvulescu, Degradation of diclofenac in water using a pulsed corona discharge, Chem. Eng. J. 234 (2013) 389-396. doi:10.1016/j.cej.2013.08.114.

[56] M. Garrido, J.M. Lema, F. Omil, T. Alvarino, S. Su, M.E. Casas, K. Bester, T. Alvarino, O. Komesli, S. Suarez, J.M. Lema, F. Omil, G. Características, M. Pseudomonas, D.O. Santoro, A.M. Cardoso, F.H. Coutinho, L.H. Pinto, R.P. Vieira, R.M. Albano, T. Prado, D.M. Silva, W.C. Guilayn, T.L. Rose, A. Maria, C. Gaspar, M.P. Miagostovich, A. Konig, L. Thi, Q. Lien, N.Q. Hoa, N. Thi, K. Chuc, C. Li, J. Lu, J. Liu, G. Zhang, Y. Tong, N. Ma, C. Paper, T.A. Ministry, U.M. View, M. Changes, T. River, B.C. View, T. Abbas, H. Beyene, G. Redaie, C.I. Kosma, D.A. Lambropoulou, T.A. Albanis, M. Clara, B. Strenn, O. Gans, E. Martinez, N. Kreuzinger, H. Kroiss, A. Gobel, C.S. Mcardell, A. Joss, H. Siegrist, W. Giger, P. Taylor, J.L. Tambosi, M.A.I. Al-hashimia, Y.I. Jasema, A. Kumar, S. Kumar, P.C. Sabumon, M.M. Nasr, A.R. Yazdanbakhsh, M.Z. Alam, F. Aqil, I. Ahmad, S. Ahmad, S. Development, S. Centre, P. Verlicchi, M. Al Aukidy, A. Galletti, M. Petrovic, D. BarcelO, E. Emmanuel, Y. Perrodin, G. Keck, J. Blanchard, P. Vermande, B.C. Iweriebor, S. Gaqavu, L.C. Obi, P. Kajitvichyanukul, N. Suntronvipart, H.A.A. El-gawad, H.A.A. El- gawad, A.M. Aly, H.M. Stratton, M. Katouli, T. Azuma, N. Arima, A. Tsukada, S. Hirami, R. Matsuoka, R. Moriwake, H. Ishiuchi, T. Inoyama, Y. Teranishi, M. Yamaoka, Y. Mino, T. Hayashi, Y. Fujita, M. Masada, W. Sim, H.W.H. Kim, S. Choi, J. Kwon, J. Oh, J. Yu, Q. Li, S. Yan, X. Wen, H. Ding, X. Huang, R. Liu, S. Yuan, X. Jiang, X. Xia, H.H. Zhang, S. Zheng, M. Ashfaq, K. Nawaz, S. Rasool, G. Mustafa, M. Saif-ur-rehman, M. Faizan, Q. Sun, C.P. Yu, F. Akter, M.R. Amin, K.T. Osman, M.N. Anwar, M.M. Karim, M.A. Hossain, J. Ilunga, N. Devarajan, S. Le, J. Kayembe, E.K. Atibu, P. Sivalingam, K. Prabakar, P.T. Mpiana, W. Wildi, J. Pote, V.P.V.P. Prabhasankar, D.I. Joshua, K. Balakrishna, I.F. Siddiqui, S. Taniyasu, N. Yamashita, K. Kannan, R.I.L. Eggen, J. Hollender, A. Joss, M. Scha, S. Koepke, M. Krauss, C.S. Mcardell, K.M.S. Hansen, A. Spiliotopoulou, R.K. Chhetri, E. Casas, K. Bester, H.R. Andersen, Y. Lester, J.B. Carbajo, A.L. Petre, R. Rosal, S. Herrera, P. Leton, E. Garda-calvo, A.R. Fernandez-alba, J.A. Perdigon-melon, L.B. Stadler, A.S. Ernsto, D.S. Aga, N.G. Love, A. Joss, H. Siegrist, T.A. Ternes, G. Tiwari, P. Bose, T.A. Ternes, J. St, N. Herrmann, D. Mcdowell, A. Ried, M. Kampmann, B. Teiser, I. Oller, A. Aguera, J.A.S. *Perez,* S. Malato, P. Karaolia, I. Michael, I. Garda-fernandez, A. Aguera, S. Malato, P. Fernandez-ibanez, D. Fatta-Kassinos, N. Klamerth, S. Malato, A. Agu, A. Ferna, A. Manuscript, V.P.A. Baydum, R.F. Dantas, A. Teixeira, J.G.A. Pacheco, V.L. Silva, M.I. Maldonado, W. Gernjak, A. Agu, M. Ravina, L. Campanella, J. Kiwi, Y. Wen, J. Yi, S. Zhao, S. Jiang, Y. Chi, K. Liu, D. Dobrin, C. Bradu, M. Magureanu, N.B. Mandache, V.I. Parvulescu, D. Gerrity, B.D. Stanford, R.A. Trenholm, S.A. Snyder, X. He, M. Pelaez, J.A. Westrick, K.E. O'Shea, A. Hiskia, T. Triantis, T. Kaloudis, M.I. Stefan, A.A. de la Cruz, D.D. Dionysiou, Y.J. Jung, W.G. Kim, Y.Y. Yoon, J.W. Kang, Y.M. Hong, H.W.H. Kim, O. Legrini, E. Oliveros, A.M. Braun, A. Joss, S. Zabczynski, A. Gobel, B. Hoffmann, D. Loffler, C.S. Mcardell, T.A. Ternes, A. Thomsen, H. Siegrist, C.M. Stark, C.M. Devine, J.S. Dollahite, F. Hancock, S. Chelliapan, T. Wilby, A. Yuzir, P.J. Sallis, A.M. Enright, S. McHugh, G. Collins, V. O'Flaherty, Q. Yi, Y.Y.Y. Zhang, Y. Gao, Z. Tian, M. Yang, W.C. Li, Q. Niu, H.H. Zhang, Z. Tian, Y.Y.Y. Zhang, Y. Gao, Y.Y.Y. Li, O. Nishimura, M. Yang, J. Rodriguez-Martinez, Y. Garza-Garcia, A. Aguilera-Carbo, S.Y. Martinez-Amador, G.J. Sosa-Santillan, Z. Chen, Y.Y. Wang, K. Li, H. Zhou, J. Ma, J. Zhu, N. Ye, X. Zhang, H. Huang, F.F. Liu, J. Zhao, S. Wang, P. Du, B. Xing, N. Suriyanon, J. Permrungruang, J. Kaosaiphun, A. Wongrueng, C. Ngamcharussrivichai, P. Punyapalakul, F.J. Garda-Mateos, R. Ruiz-Rosas, M.D. Marquds, L.M. Cotoruelo, J. Rodriguez-Mirasol, T. Cordero, H. Beiginejad, A. Amani, D. Nematollahi, S. Khazalpour, C. Sun, J. Qiu, Z. Zhang, T.F. Marhaba, Y.Y.Y. Zhang, S.A. Snyder, S. Adham, A.M. Redding, F.S. Cannon, J. DeCarolis, J. Oppenheimer, E.C. Wert,

Y.Y. Yoon, A. Nakanishi, M. Tamai, N. Kawasaki, T. Nakamura, S. Tanada, R. Mailler, J. Gasperi, Y. Coquet, S. Deshayes, S. Zedek, C. Cren-Oliv??, N. Cartiser, V. Eudes, A. Bressy, E. Caupos, R. Moilleron, G. Chebbo, V. Rocher, W. Yu, L. Xu, J. Qu, N. Graham, Z. hua Liu, Y. Kanjo, S. Mizutani, T.T. Nguyen, X.T. Bui, T.D.H. Vo, D.D. Nguyen, P.D. Nguyen, H.L.C. Do, H.H. Ngo, W. Guo, U. Nielsen, C. Hastrup, M.M. Klausen, B.M. Pedersen, G.H. Kristensen, J.L.C. Jansen, S.N. Bak, J. Tuerk, S. Prasertkulsak, C. Chiemchaisri, W. Chiemchaisri, T. Itonaga, K. Yamamoto, K. Lenz, G. Koellensperger, S. Hann, N. Weissenbacher, S.N. Mahnik, M. Fuerhacker, K. Lenz, N. Weissenbacher, R.M. Mader, M. Fuerhacker, S. Maletz, T. Floehr, S. Beier, C. Klumper, A. Brouwer, P. Behnisch, E. Higley, J.P. Giesy, M. Hecker, W. Gebhardt, V. Linnemann, J. Pinnekamp, H. Hollert, L. Kovalova, H. Siegrist, H. Singer, A. Wittmer, C.S. Mcardell, P. Krzeminski, J.A. Gil, A.F. van Nieuwenhuijzen, J.H.J.M. van der Graaf, J.B. van Lier, A. Langenhoff, N. Inderfurth, T. Veuskens, G. Schraa, M. Blokland, K. Kujawa-Roeleveld, H. Rijnaarts, L. Dvorak, M. Gomez, J. Dolina, A. Cernın, H. Lin, W. Peng, M. Zhang, J. Chen, H. Hong, Y.Y.Y. Zhang, H.M. Khalfbadam, M.P. Ginige, R. Sarukkalige, A.S. Kayaalp, K.Y. Cheng, J. Meijide, J. Gomez, M. Pazos, M.A. Sanroman, T. Mackufak, M. Mosny, R. Grabic, 0. Golovko, 0. Koba, L. Birosova, K.G. Pavithra, P. Senthil Kumar, P. Sundar Rajan, A. Saravanan, M. Naushad, Y. Luo, W. Guo, H.H. Ngo, L.D. Nghiem, F.I. Hai, J. Zhang, S. Liang, X.C. Wang, T. Trinh, B. van den Akker, H.M. Coleman, R.M. Stuetz, J.E. Drewes, P. Le-Clech, S.J. Khan, K.J. Ottmar, J. Radjenovic, M. Petrovic, D. BarcelO, N.H. Tran, H. Chen, M. Reinhard, F. Mao, K.Y.H. Gin, J. Sipma, B. Osuna, N. Collado, H. Monclus, G. Ferrero, J. Comas, I. Rodriguez-Roda, H.R. Rogers, R. Ileri, I.A. Sengil, S. Kulac, Y. Damar, K. Fischer, M. Majewsky, M. Kim, P. Guerra, A. Shah, M. Parsa, M. Alaee, S.A. Smyth, N.A. Oz, O. Ince, B.K. Ince, S. Castiglioni, R. Bagnati, R. Fanelli, F. Pomati, D. Calamari, E. Zuccato, T. Heberer, T. Heberer, K. Kummerer, T. Erbe, S. Gartiser, L. Brinker, S. Rodriguez-Mozaz, S. Chamorro, E. Marti, B. Huerta, M. Gros, A. Sanchez-Melsio, C.M. Borrego, D. BarcelO, J.L. Balcazar, P. Verlicchi, A. Galletti, L. Masotti, J.C.N. Assob, P.F. Nde, D.S. Nsagha, D.L. Njimoh, O. Nfor, A.L. Njunda, H.L.F. Kamga, L. Ferrando-Climent, S. Rodriguez-Mozaz, D. BarcelO, K. Lenz, S.N. Mahnik, N. Weissenbacher, R.M. Mader, P. Krenn, S. Hann, G. Koellensperger, M. Uhl, S. Knasmuller, F. Ferk, W. Bursch, M. Fuerhacker, S. Daouk, N. Chevre, N. Vernaz, C. Widmer, Y. Daali, S. Fleury-Souverain, K. Kummerer, F. El-Ogri, N. Ouazzani, F. Boraam, L. Mandi, L.H.M.L.M. Santos, M. Gros, S. Rodriguez-Mozaz, C. Delerue-Matos, A. Pena, D. BarcelO, M.C.B.S.M. Montenegro, M. Akiba, H. Senba, H. Otagiri, V.P.V.P. Prabhasankar, S. Taniyasu, N. Yamashita, K. ichi Lee, T. Yamamoto, T. Tsutsui, D. Ian Joshua, K. Balakrishna, I. Bairy, T. Iwata, M. Kusumoto, K. Kannan, K.S. Guruge, L. Vergeynst, K.O. K'oreje, P. De Wispelaere, L. Harinck, H. Van Langenhove, K. Demeestere, M. Al Aukidy, P. Verlicchi, N. Voulvoulis, O. Cardoso, J.M. Porcher, W. Sanchez, K.O. K'oreje, L. Vergeynst, D. Ombaka, P. De Wispelaere, M. Okoth, H. Van Langenhove, K. Demeestere, R. Gothwal, T. Shashidhar, G. V. Patil, K. Pokhrel, W.C. Li, C. Chen, J. Li, P. Chen, R. Ding, P. Zhang, X. Li, E. Heath, T. Kosjek, M. Farre, J.B. Quintana, L.F. de Alencastro, S. Castiglioni, 0. Gans, K. Langford, R. Loos, J. Radjenovic, L.M. Rocca, H. Budzinski, D. Tsipi, M. Petrovic, D. Barcelo, Q. Sun, Y.Y.Y. Li, M. Li, M. Ashfaq, M. Lv, H. Wang, A. Hu, C.P. Yu, N.A. Alygizakis, P. Gago-Ferrero, V.L. Borova, A. Pavlidou, I. Hatzianestis, N.S. Thomaidis, T. Alvarino, N. Torregrosa, F. Omil, J.M. Lema, S. Suarez, A. Mendoza, J. Acena, S. *Perez,* M. Lopez de Alda, D. BarcelO, A. Gil, Y. Valcarcel, P. Verlicchi, M. Al Aukidy, E. Zambello, E. Carraro, S.S. Bonetta, C. Bertino, E. Lorenzi, S.S. Bonetta, G. Gilli, H. Guasch, A. Serra, N. Corcoll, B. Bonet, M. Leira, P. Verlicchi, M. Al Aukidy, E. Zambello, V. Chitnis, S. Chitnis, K. Vaidya, S. Ravikant, S. Patil, D.S. Chitnis, P. Verlicchi, A. Galletti, M. Petrovic, D. BarcelO, S.D. Richardson, M. Wu, J. Xiang, C. Que, F. Chen, G. Xu, M.I. Vasquez, A. Lambrianides, M. Schneider, K. Kummerer, D. Fatta-Kassinos, Metal Ecotoxicology in Fluvial Biofilms: Potential Influence of Water Scarcity, in: Water Res., Elsevier B.V., 2016: pp. 20-30. doi:10.1007/s11814-017-0255-2.

[57]   N. Klamerth, S. Malato, A. Aguera, A. Fernandez-Alba, Foto-Fenton e fotoFenton modificado em pH neutro para o tratamento de contaminantes emergentes em efluentes de estações de tratamento de águas residuais: Uma comparação, Water Res. 47   (2013)   833-840.

doi:10.1016/j.watres.2012.11.008.

[58]   S. Miralles-Cuevas, I. Oller, A. Aguera, J.A. Sanchez *Perez,* S. Malato, Strategies for reducing cost by using solar photo-Fenton treatment combined with nanofiltration to remove microcontaminants in real municipal effluents: Toxicidade e avaliação económica, Chem. Eng. J. 318 (2017) 161-170. doi:10.1016/j.cej.2016.06.031.

[59]   G. Tiwari, P. Bose, Determination of ozone mass transfer coefficient in a tall continuous flow counter-current bubble contactor, Chem. Eng. J. 132 (2007) 215-225. doi:10.1016/j.cej.2006.12.025.

[60]   116.pdf, n.d.

[61]   J. Blackbeard, J. Lloyd, M. Magyar, J. Mieog, K.G. Linden, Y. Lester, Demonstrating organic contaminant removal in an ozone-based water reuse process at full scale, Environ. Sci. Water Res. Technol. 2 (2016) 213-222. doi:10.1039/C5EW00186B.

[62]   K.M.S. Hansen, A. Spiliotopoulou, R.K. Chhetri, M. Escola Casas, K. Bester, H.R. Andersen, Ozonation for source treatment of pharmaceuticals in hospital wastewater - Ozone lifetime and required ozone dose, Chem. Eng. J. 290 (2016) 507-514.

doi:10.1016/j.cej.2016.01.027.

[63]   R.I.L. Eggen, J. Hollender, A. Joss, M. Scharer, C. Stamm, Reducing the discharge of micropollutants in the aquatic environment: The benefits of upgrading wastewater treatment plants, Environ. Sci. Technol. 48 (2014) 7683-7689. doi:10.1021/es500907n.

[64]   J.L. Tambosi, R.F. de Sena, W. Gebhardt, R.F.P.M. Moreira, H.J. Josë, H.F. Schroder, Processos físico-químicos e de oxidação avançada - Uma comparação dos resultados de eliminação de compostos antibióticos após um tratamento MBR, Ozone Sci. Eng. 31 (2009) 428-435. doi:10.1080/01919510903324420.

[65]   V.P. Prabhasankar, D.I. Joshua, K. Balakrishna, I.F. Siddiqui, S. Taniyasu, N. Yamashita, K. Kannan, M. Akiba, Y. Praveenkumarreddy, K.S. Guruge, Removal rates of antibiotics in four sewage treatment plants in South India, Environ. Sci. Pollut. Res. 23 (2016) 86798685. doi:10.1007/s11356-015-5968-3.

[66]   Prayitno, Z. Kusuma, B. Yanuwiadi, R.W. Laksmono, H. Kamahara, H. Daimon, Tratamento de águas residuais hospitalares usando biofiltro de filme fixo aerado - Ozonização (Af2b/O3), Adv. Environ. Biol. 8 (2014) 1251-1259.

[67]   F. Akter, M.R. Amin, K.T. Osman, M.N. Anwar, M.M. Karim, M.A. Hossain, Escherichia coli resistente à ciprofloxacina em águas residuais hospitalares do Bangladesh e previsão do seu mecanismo de resistência, World J. Microbiol. Biotechnol. 28 (2012) 827834. doi:10.1007/s11274-011-0875-3.

[68]   M. Ashfaq, K.N. Khan, S. Rasool, G. Mustafa, M. Saif-Ur-Rehman, M.F. Nazar, Q. Sun, C.P. Yu, Ocorrência e avaliação do risco ecológico dos antibióticos fluoroquinolonas nos resíduos hospitalares de Lahore, Paquistão, Environ. Toxicol. Pharmacol. 42 (2016) 16-22. doi:10.1016/j.etap.2015.12.015.

[69]   R.R. Shrestha, R. Haberl, J. Laber, R. Manandhar, J. Mader, Application of constructed wetlands for wastewater treatment in Nepal, Water Sci. Technol. 44 (2001) 381-6. http://www.ncbi.nlm.nih.gov/pubmed/11804122 (acedido em 18 de janeiro de 2018).

[70]   S. Yuan, X. Jiang, X. Xia, H. Zhang, S. Zheng, Deteção, ocorrência e destino de 22 produtos farmacêuticos psiquiátricos em hospitais psiquiátricos e estações de tratamento de águas residuais municipais em Pequim, China, Chemosphere. 90   (2013)   2520-2525.

doi:10.1016/j.chemosphere.2012.10.089.

[71]   W.J. Sim, H.Y. Kim, S.D. Choi, J.H. Kwon, J.E. Oh, Evaluation of pharmaceuticals and personal care products with emphasis on anthelmintics in human sanitary waste, sewage, hospital wastewater, livestock wastewater and receiving water, J. Hazard. Mater. 248-249 (2013) 219-227. doi:10.1016/j.jhazmat.2013.01.007.

[72] J.M. Thompson, A. Gundogdu, H.M. Stratton, M. Katouli, Antibiotic resistant Staphylococcus aureus in hospital wastewaters and sewage treatment plants with special reference to methicillin-resistant Staphylococcus aureus (MRSA), J. Appl. Microbiol. 114 (2013) 44-54. doi:10.1111/jam.12037.

[73] H.A.A. El-gawad, H.A. El-gawad, A.M. Aly, Assessment of Aquatic Environmental for Wastewater Management Quality in the Hospitals : a Case Study, Aust. J. Basic Appl. Sci.

5(2011)474-482.

[74] B.C. Iweriebor, S. Gaqavu, L.C. Obi, U.U. Nwodo, A.I. Okoh, Antibiotic susceptibilities of enterococcus species isolated from hospital and domestic wastewater effluents in alice, eastern cape province of South Africa, Int. J. Environ. Res. Public Health. 12 (2015) 42314246. doi:10.3390/ijerph120404231.

[75] M.M. Nasr, A.R. Yazdanbakhsh, Study on wastewater treatment systems in hospitals of Iran, Iranian J. Environ. Health Sci. Eng. 5 (2008) 211-215.

[76] M.A.I. Al-Hashimia, Y.I. Jasema, Desempenho do sistema de biorreator de membrana anóxica/anaeróbia   sequencial (Sam) no tratamento e reutilização de águas residuais hospitalares, Eur. Sci. J. 9 (2013) 169-180.

[77] A. Gobel, C.S. McArdell, A. Joss, H. Siegrist, W. Giger, Fate of sulfonamides, macrolides, and trimethoprim in different wastewater treatment technologies, Sci. Total Environ. 372 (2007) 361-371. doi:10.1016/j.scitotenv.2006.07.039.

[79] Grundfos BioBooster A/S, Contexto e objectivos do projeto de inovação público-privado, (2015).

[80] K. Adamcza, S. Lyko, S. Nafo, H. Evenblij, A. Cornelissen, E. Igos, K. Klepiszewski, S. Venditti, L. Kovalova, C. McArdell, K. Helwig, O. Pahl, O. Barraud, M. Casellas, C. Dagot, C. Maftah, M.-C. Ploy, T. Stalder, Pharmaceutical residues in the aquatic system - A challenge for the future. Perspectivas e actividades do projeto de cooperação europeia PILLS, (2012). http://www.pills-project.eu/PILLS_summary_english.pdf.

[81] M.V. Batelaan, E.A. van den Berg, E. Koetse, N.C. Wortel, J. Rimmelzwaan, S. Vellinga, (STOWA), Relatório de Avaliação, 2013.

[82] C.I. Kosma, D.A. Lambropoulou, T.A. Albanis, Occurrence and removal of PPCPs in municipal and hospital wastewaters in Greece, J. Hazard. Mater. 179 (2010) 804-817. doi:10.1016/j.jhazmat.2010.03.075.

[83] H. Beyene, G. Redaie, Avaliação de lagoas de estabilização de resíduos para o tratamento de águas residuais hospitalares: O caso do hospital de referência da Universidade de Hawassa, World Appl. Sci. J. 15 (2011) 142-150.

[84] Q. Liu, Y. Zhou, L. Chen, X. Zheng, Aplicação de MBR para o tratamento de águas residuais hospitalares na China, Desalination. 250 (2010) 605-608. doi:10.1016/j.desal.2009.09.033.

[85] L.T.Q. Lien, N.Q. Hoa, N.T.K. Chuc, N.T.M. Thoa, H.D. Phuc, V. Diwan, N.T. Dat, A.J. Tamhankar, C.S. Lundborg, Antibiotics in wastewater of a rural and a urban hospital before and after wastewater treatment, and the relationship with antibiotic use-a one year study from Vietnam, Int. J. Environ. Res. Public Health. 13 (2016) 1-13. doi:10.3390/ijerph13060588.

[86] A.F. Martins, T.G. Vasconcelos, D.M. Henriques, C. da S. Frank, A. Konig, K. Kummerer, Concentration of ciprofloxacin in Brazilian hospital effluent and preliminary risk assessment: Um estudo de caso, Clean - Soil, Air, Water. 36 (2008) 264-269. doi:10.1002/clen.200700171.

[87] T. Prado, D.M. Silva, W.C. Guilayn, T.L. Rose, A.M.C. Gaspar, M.P. Miagostovich, Quantificação e caraterização molecular de vírus entéricos detectados em efluentes de duas estações de tratamento de águas residuais hospitalares, Water Res. 45 (2011) 1287-1297. doi:10.1016/j.watres.2010.10.012.

[88]   C.C. Miranda, I. de Filippis, L.H. Pinto, T. Coelho-Souza, K. Bianco, L.C. Cacci, R.C. Picao, M.M. Clementino, Genotypic characteristics of multidrug-resistant Pseudomonas aeruginosa from hospital wastewater treatment plant in Rio de Janeiro, Brazil, J. Appl. Microbiol. 118 (2015) 1276-1286. doi:10.1111/jam.12792.

[89]   M.E. Casas, K. Bester, Science of the Total Environment Can those organic micropollutants that are recalcitrant in activated sludge treatment be removed from wastewater by bio fi lm reactors (slow sand fi lters)?, Sci. Total Environ. 506-507 (2015) 315-322. doi:10.1016/j.scitotenv.2014.10.113.

[90]   T. Alvarino, S. Suarez, M. Garrido, J.M. Lema, F. Omil, Um reator UASB acoplado a um MBR aeróbio híbrido como configuração inovadora de planta para melhorar a remoção de micropoluentes orgânicos, Chemosphere. 144 (2016) 452-458. doi:10.1016/j.chemosphere.2015.09.016.

CAPÍTULO 3

IDENTIFICAÇÃO DE CONTAMINANTES EMERGENTES EM EFLUENTES HOSPITALARES.

PREÂMBULO

O crescimento substancial da população e o avanço tecnológico conduzem a um aumento do consumo e da variedade de produtos farmacêuticos. A ocorrência de resíduos de medicamentos e de outros produtos químicos utilizados em hospitais é um fenómeno comum no ambiente aquático em todo o mundo. Sabe-se que os resíduos de medicamentos degradam a qualidade da água, aumentam a resistência microbiana, reduzem a capacidade de auto-purificação das massas de água e afectam negativamente a vida aquática. Alguns medicamentos citotóxicos e antibióticos são conhecidos por serem teratogénicos, mutagénicos e até genotóxicos. A ecotoxicidade de certos medicamentos em diferentes organismos é já conhecida. Apesar destas implicações potenciais dos resíduos de medicamentos, não existem normas de descarga específicas na Índia. Muitos medicamentos têm potencial para se bioacumularem e são persistentes no ecossistema. Este capítulo procurou ter em conta todos os critérios importantes para identificar os fármacos que têm um impacto significativo no ambiente. Foram seleccionados para o estudo os 34 medicamentos mais consumidos nos serviços de internamento dos hospitais de Deli. Foram elaboradas três listas de prioridades: uma lista de alta prioridade composta por 10 medicamentos, uma lista de prioridade moderada composta por 15 medicamentos e uma lista de baixa prioridade com 9 medicamentos. Os fármacos de alta prioridade têm a máxima importância do ponto de vista ambiental e devem ser analisados nos efluentes dos hospitais e noutras fontes antes de serem descarregados nas massas de água. Este facto pode ser considerado como um importante instrumento de gestão dos riscos de poluição farmacêutica.

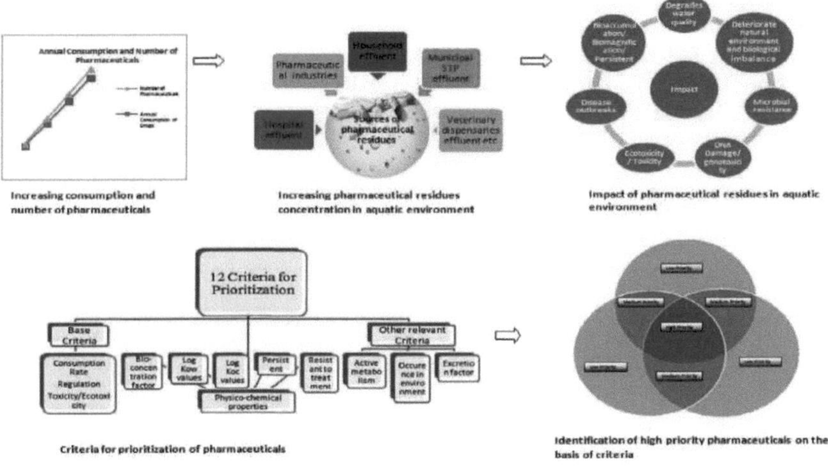

3.   1INTRODUÇÃO

Delhi, sendo a capital da Índia, é um importante centro de cuidados de saúde. De acordo com o Comité de Controlo da Poluição de Deli, existem cerca de 48 000 camas nos estabelecimentos de saúde de Deli. O número médio de camas por 1000 habitantes é de 2,58. Deli é uma das cidades com instalações médicas avançadas no país. O número de camas e de hospitais está a aumentar de dia para dia para satisfazer a procura crescente de cuidados de saúde por parte de doentes locais, nacionais e internacionais. Uma vez que Delhi oferece melhores instalações de cuidados de saúde, os doentes de toda a Índia vêm aqui para tratamento. A ocupação média dos hospitais é de cerca de 75%-80% ao longo do ano. Os cuidados de saúde são um dos principais sectores consumidores de água. As principais unidades consumidoras de água num hospital são as enfermarias, a cozinha, a lavandaria, os laboratórios, os blocos operatórios, as unidades de hemodiálise, etc. O consumo de água num hospital varia entre 400-1200 litros/leito/dia [1]. Na América, a quantidade de efluentes hospitalares gerados é de aproximadamente 1000 l/pessoa/dia. Através de um inquérito por questionário realizado em hospitais de Deli, verificou-se que o consumo médio de água nos hospitais de Deli é de 500-600 litros/cama/dia. Os efluentes gerados por estas unidades constituem águas residuais domésticas, bem como águas residuais infecciosas e perigosas, uma vez que contêm micróbios patogénicos, resíduos de medicamentos, produtos químicos, tecidos biológicos, culturas, toxinas químicas, etc. A quantidade de águas residuais geradas pelos hospitais é enorme e representa uma grande ameaça para o ambiente e, consequentemente, para a saúde humana.

3.2 IMPACTO DOS RESÍDUOS DE MEDICAMENTOS NO ECOSSISTEMA AQUÁTICO

Os efluentes gerados pelos hospitais estão carregados de micróbios patogénicos, substâncias radioactivas metabolizadas de forma incompleta, metais pesados, resíduos de medicamentos eliminados pela urina, desinfectantes, vestígios de sangue, fluidos corporais e outras substâncias tóxicas. Os efluentes hospitalares, se descarregados sem tratamento ou parcialmente tratados, podem deteriorar o ambiente natural e causar um desequilíbrio biológico.

A preocupação com a gestão dos resíduos hospitalares tem vindo a aumentar a nível mundial; tem sido prestada uma atenção inadequada aos efluentes gerados pelos hospitais, laboratórios de investigação médica e instalações de cuidados de saúde. Várias substâncias tóxicas, como resíduos farmacêuticos, medicamentos citotóxicos, desinfectantes, substâncias activas, pigmentos, corantes e reagentes químicos, são amplamente utilizadas nos hospitais [2]. Os bactericidas e desinfectantes presentes nos efluentes dificultam os processos biológicos envolvidos no tratamento das águas residuais. Os efluentes hospitalares, se não forem tratados, podem provocar surtos graves de doenças transmissíveis, epidemias de diarreia, cólera, contaminação da água e do solo, bem como poluição radioactiva. As águas residuais hospitalares contêm contaminantes que podem ser perigosos e requerem tratamento no local para evitar a contaminação das massas de água. Os produtos químicos, desinfectantes, etc., utilizados nos hospitais são as principais fontes de poluição da água [3]. Estes produtos químicos tóxicos descarregados pelos hospitais podem levar à ocorrência de doenças de pele ou doenças entéricas. Os principais problemas ambientais causados pelas águas residuais hospitalares devem-se a um tratamento incorreto dos efluentes. Estes impactos são apresentados na Fig. 1.

Os efluentes hospitalares devem ser tratados antes de serem lançados na rede municipal de esgotos devido à presença de muitos contaminantes tóxicos. Embora o efluente hospitalar seja diluído a um grau mais elevado, quando chega à estação de tratamento de águas residuais municipais, existe ainda uma possibilidade significativa de poder causar um desequilíbrio biológico no meio aquático. Para proteger o sistema aquático dos contaminantes tóxicos descarregados dos hospitais, é importante fornecer um tratamento adequado aos efluentes hospitalares antes de serem descarregados no sistema de esgotos municipal [4].

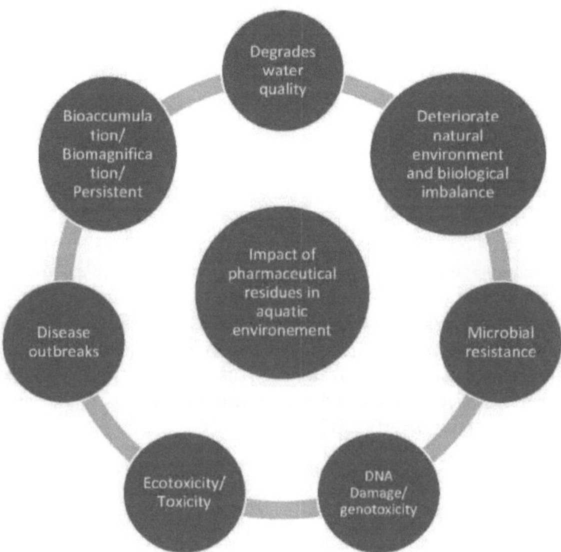

FIGURA 2 IMPACTO DOS RESÍDUOS FARMACÊUTICOS NAS MASSAS DE ÁGUA

3.3 OCORRÊNCIA DE VÁRIOS RESÍDUOS FARMACÊUTICOS NO ECOSSISTEMA AQUÁTICO

Os resíduos de medicamentos chegam ao meio aquático e acabam por atingir o sistema de água potável, se não forem degradados ou removidos durante o processo de tratamento das águas residuais. Foram registados resíduos farmacêuticos em águas superficiais, águas subterrâneas e água potável [4].

Vários produtos farmacêuticos pertencentes a diferentes classes terapêuticas, como anti-inflamatórios não esteróides (AINE), antibióticos, beta-bloqueadores, estrogénios, reguladores lipídicos, antiflogísticos, medicamentos psiquiátricos, antiepilépticos, citostáticos e anti-histamínicos, foram encontrados no ambiente aquático, incluindo águas superficiais, águas subterrâneas e água potável.

A ocorrência, o metabolismo e a toxicidade dos resíduos de fármacos no ambiente aquático têm suscitado o interesse de investigadores de todo o mundo. Foram realizadas algumas investigações em diferentes países como Espanha, Grécia, Inglaterra, Canadá, Itália, Áustria, Brasil, Croácia e EUA, onde foram encontrados mais de 100 fármacos e seus metabolitos nas massas de água [5].

Foi relatada [6] a ocorrência de várias classes de fármacos terapêuticos como os AINE, antibióticos, beta-bloqueadores, estrogénios e reguladores lipídicos nos efluentes hospitalares e nos efluentes das indústrias farmacêuticas em Taiwan. Foram analisados os 21 medicamentos mais utilizados para fins humanos e veterinários, que incluem 11 antibióticos, 3 estrogénios, 5 AINE, um bloqueador beta e um regulador lipídico. Os medicamentos mais frequentemente encontrados foram o acetaminofeno, a eritromicina-H2O, o sulfametoxazol, o gemfibrozil e os AINE. Assim, há uma descarga significativa destes produtos farmacêuticos de hospitais e unidades de fabrico de medicamentos. A concentração de resíduos de fármacos como o acetaminofeno e a eritromicina-H2O foi registada em 417,5 e 7,84 µg/L, respetivamente, nas águas superficiais [6].

Nos Estados Unidos, no ano de 1999-2000, foi efectuado um inquérito a nível nacional em 139 cursos de água para 95 fármacos. Verificou-se que 82 dos 95 compostos seleccionados foram encontrados em 80% dos cursos de água escolhidos. Foi demonstrado que o sulfametoxazol e a eritromicina-H2O eram os antibióticos mais frequentemente detectados, encontrados em 21,5% e 19% dos cursos de água seleccionados. Este facto aponta para a presença ubíqua de fármacos nas águas superficiais dos Estados Unidos [7].

Um estudo semelhante foi também realizado na Alemanha, onde os efluentes de esgotos municipais e as águas superficiais, incluindo rios e ribeiros, foram investigados quanto à presença de 32 fármacos pertencentes a diferentes classes de medicamentos, como antiflogísticos, reguladores lipídicos, fármacos psiquiátricos, antiepilépticos, bloqueadores beta e metabolitos. Devido a um tratamento inadequado, foram detectados mais de 80% dos fármacos seleccionados. A concentração de carbamazepina foi de 6,3 µg/Λ. Os 20 fármacos diferentes e 4 metabolitos foram detectados na água do rio e do ribeiro. Estes fármacos estavam presentes de forma omnipresente nas águas superficiais, principalmente na gama de ng/l [8]. Um estudo semelhante no rio Elba e seus afluentes na Alemanha foi realizado para a presença de drogas como NSAIDs, antibióticos e reguladores lipídicos em 2004. Weigel encontrou a concentração destes fármacos no intervalo de 20-140 ng/l [9]. A presença do fármaco carbamazepina foi registada em concentrações variáveis em diferentes países. Outros fármacos não foram completamente removidos das estações de tratamento de esgotos e estão, portanto, presentes nas águas receptoras. Cerca de 80 fármacos e seus metabolitos foram encontrados na gama de microgramas/litro em esgotos e águas superficiais [10].

Foi investigada a ocorrência de certas drogas psicoactivas e dos seus metabolitos nos principais rios da área metropolitana de Madrid, como Jarama, Manzanares, Guadarrama, Henares e Tajo. O ponto de amostragem foi escolhido a jusante das 10 ETAR. Um critério importante utilizado para a seleção das drogas e dos seus metabolitos foi a sua taxa de consumo. Foi referido que os resíduos de medicamentos como a fluoxetina, o citalopram, a venlafaxina, os ansiolíticos nordiazepam, oxazepam, 7-aminoflunitrazepam e carbamazepina estavam presentes em 80%, 60%, 100%, 90%, 80%, 10% e 70% dos pontos de amostragem, respetivamente [11]. Os 14 fármacos citostáticos amplamente utilizados no tratamento do cancro foram registados na água do rio, no afluente e no efluente da ETAR. A citabina, a doxorrubicina, o etoposido, a gemcitabina, a iphosfamida e a vinorelbina foram encontrados na gama de nanogramas/litro, com um nível máximo de concentração de até 14 ng/l no afluente e no efluente da ETAR. Isto implica um decaimento insignificante durante o tratamento de esgotos. A citarabina e a gemcitabina também foram encontradas na água do rio que recebe a descarga de esgotos. A resistência aos antibióticos é motivo de grande preocupação devido à sua utilização extensiva na medicina humana e veterinária, especialmente em países em desenvolvimento como a Índia. Questões como a ocorrência de antibióticos no ambiente, as fontes de antibióticos, o destino e os impactos no ambiente e na saúde humana devem ser tidas em conta para uma melhor compreensão da resistência aos antibióticos no ambiente [12]. A ocorrência e a eliminação de oito antibióticos seleccionados, principalmente para uso humano, incluindo os grupos cloranfenicol, fluoroquinolona, sulfonamida e macrólido, foram investigadas em quatro estações de tratamento de águas residuais (ETAR) no Delta do Rio das Pérolas (PRD), no Sul da China. Os antibióticos mais frequentemente detectados no estudo realizado foram a ofloxacina, a norfloxacina, a roxitromicina, a eritromicina-H2O (o principal produto de degradação da eritromicina) e o sulfametoxazol. As concentrações destes compostos nos afluentes e efluentes finais das quatro ETAR variaram entre 10 e 1978 ng L^1 e entre 9 e 2054 ng L^1, respetivamente. Os outros analitos foram detectados apenas em algumas amostras das quatro ETAR. Os antibióticos não puderam ser completamente eliminados nas estações de tratamento de águas residuais, com a maior eficiência de eliminação a atingir 81%. Verificou-se que a eliminação das fluoroquinolonas nas estações de tratamento de águas residuais se deveu à sua sorção nas lamas, mas não à biodegradação. O sulfametoxazol também foi encontrado no afluente bruto e no efluente final, indicando que não podia resistir aos processos de tratamento convencionais. [13]. A presença dos anti-histamínicos cetrizina, acrivastina, fexofenadina, loratadina, desloratadina e ebastina em estações de tratamento de águas residuais e rios foi estudada por Kosonen e Kronberg. Concluíram que os anti-histamínicos são parcial ou dificilmente removidos das estações de tratamento de águas residuais por estações de tratamento biológico e, consequentemente, são descarregados nas massas de água [14]. A ocorrência de compostos farmaceuticamente activos pertencentes a diferentes classes terapêuticas, como anti-inflamatórios não esteróides, analgésicos, antiepilépticos e reguladores lipídicos, foi investigada em amostras de efluentes hospitalares e de águas superficiais da cidade do Vietname. Foi registada a presença de 10 compostos farmaceuticamente activos, incluindo naproxeno, indometacina, cetoprofeno, ibuprofeno, propifenazona, diclofenac, ácido clofíbrico, gemfibrozil e carbamazepina, em pelo menos uma das amostras de efluentes hospitalares. Este facto demonstra que os efluentes hospitalares são considerados uma fonte significativa de poluição do ambiente por produtos farmacêuticos [15]. A carbamazepina, o diclofenac e os seus metabolitos foram detectados com a maior frequência no ambiente aquático, incluindo águas superficiais, águas subterrâneas e água potável. As suas propriedades químicas, físicas e farmacológicas têm um impacto no comportamento ambiental. A maioria das estações de tratamento de águas residuais utiliza o processo de lamas activadas, no qual são adicionados microrganismos para digerir os poluentes em água e óxido de carbono. A remoção de resíduos de fármacos neste processo pode ser efectuada através de quatro mecanismos: biotransformação, remoção do ar, sorção e fototransformação[16].

3.4NECESSIDADE   DE DEFINIÇÃO DE PRIORIDADES

Apesar das suas potenciais implicações para o ambiente, a vida aquática, a qualidade da água, a resistência microbiana, a saúde e a sociedade, não existem normas de descarga para os efluentes hospitalares na Índia. Os parâmetros estabelecidos para os hospitais indianos são o pH, os SST, a CBO, a CQO, os O&G e o teste de bioensaio para peixes[17]. Estas normas são idênticas às aplicáveis a outras indústrias, mas existe uma grande diferença entre a toxicidade dos efluentes hospitalares e a dos efluentes industriais em geral no que diz respeito aos resíduos de medicamentos e aos micróbios patogénicos. Os parâmetros estabelecidos pela Organização Mundial de Saúde para os efluentes hospitalares incluem pH, CBO5, CQO, SST, O&G, Cd, Cr, Pb, Hg, Cl (resíduo total), fenóis e coli fecal. Até à data, não existem normas de descarga relativamente a resíduos de medicamentos em efluentes hospitalares, no entanto, existe um amplo apoio na literatura relativamente à ocorrência de resíduos farmacêuticos em águas superficiais, águas subterrâneas e mesmo em água potável.

O avanço das tecnologias analíticas tornou possível a análise dos resíduos de medicamentos no ambiente aquático. Existe uma necessidade premente de levar a cabo programas extensivos de monitorização de substâncias farmacêuticas activas, mas antes da sua implementação no ambiente aquático, é necessário classificar os produtos farmacêuticos de acordo com a sua relevância ambiental (por exemplo, a sua ocorrência no ambiente, o consumo, a sua farmacologia, as propriedades físico-químicas que decidem o seu destino no ambiente aquático e o seu potencial para efeitos ecotoxicológicos e outros efeitos adversos). Há um grande número de medicamentos que estão a ser consumidos, mas não é viável analisar todas as moléculas nos diferentes compartimentos do ambiente aquático e testar a ecotoxicidade de todas elas. Por conseguinte, deve ser desenvolvida uma metodologia para selecionar os compostos farmacêuticos activos. Os produtos farmacêuticos prioritários podem ser definidos como os resíduos de medicamentos e os seus metabolitos para os quais devem ser efectuadas experiências de avaliação da toxicidade e ensaios ecotoxicológicos. Os produtos farmacêuticos devem ser monitorizados na fonte e no ambiente aquático. A falta de dados ecotoxicológicos tem limitado o resultado da avaliação dos riscos ambientais dos produtos farmacêuticos. Tudo isto aponta para a necessidade de elaborar uma lista de produtos farmacêuticos prioritários. Os produtos farmacêuticos prioritários devem, pelo menos, ser analisados nos efluentes hospitalares tratados.

3.5SELECÇÃO   DOS CRITÉRIOS

Os critérios de seleção dos produtos farmacêuticos prioritários basearam-se numa análise exaustiva da literatura sobre diferentes critérios de atribuição de prioridades, seguida de um debate com 39 peritos na matéria. Estes peritos incluem 12 médicos, 09 farmacêuticos, 04 farmacologistas, 06 académicos, 5 peritos de ONG e 4 de agências reguladoras, incluindo 1 da Comissão Indiana de Farmacopeia, 2 da Direção dos Serviços de Saúde e 1 representante do Comité de Controlo da Poluição de Deli. Dos 20 critérios inicialmente seleccionados, os 12 critérios foram identificados como relevantes com base em pareceres de peritos com fundamentos lógicos e científicos. O procedimento de seleção dos critérios é apresentado no fluxograma abaixo. Os critérios seleccionados para avaliação foram considerados igualmente importantes, pelo que não foi considerada qualquer outra hierarquização dos critérios. Os medicamentos são, no entanto, seleccionados com base em determinados factores de risco adicionais. A primeira fase de seleção foi realizada para reduzir a lista de medicamentos retirados da literatura, tendo em conta o consumo do medicamento no departamento de internamento dos hospitais de Deli. Neste estudo, foi dada prioridade aos medicamentos que são consumidos com mais frequência do que os outros. Existem muitos métodos de definição de prioridades para os medicamentos que utilizam o consumo e/ou a alta como critério de base para a seleção dos medicamentos. (Stuer-Lauridsen et al. 2000; Voulvoulis, e Lester 2002; Huschek et al. 2004; Castiglioni et al. 2004; Jones, Zuccato, Castiglioni, e Fanelli 2005; Carlsson et al. 2006; Cooper, Siewicki, e Phillips 2008; Jean et al. 2012). Poucos destes incluíram também o potencial de bioacumulação como um dos critérios, uma vez que se trata de um fator de risco fundamental para a vida aquática[22].

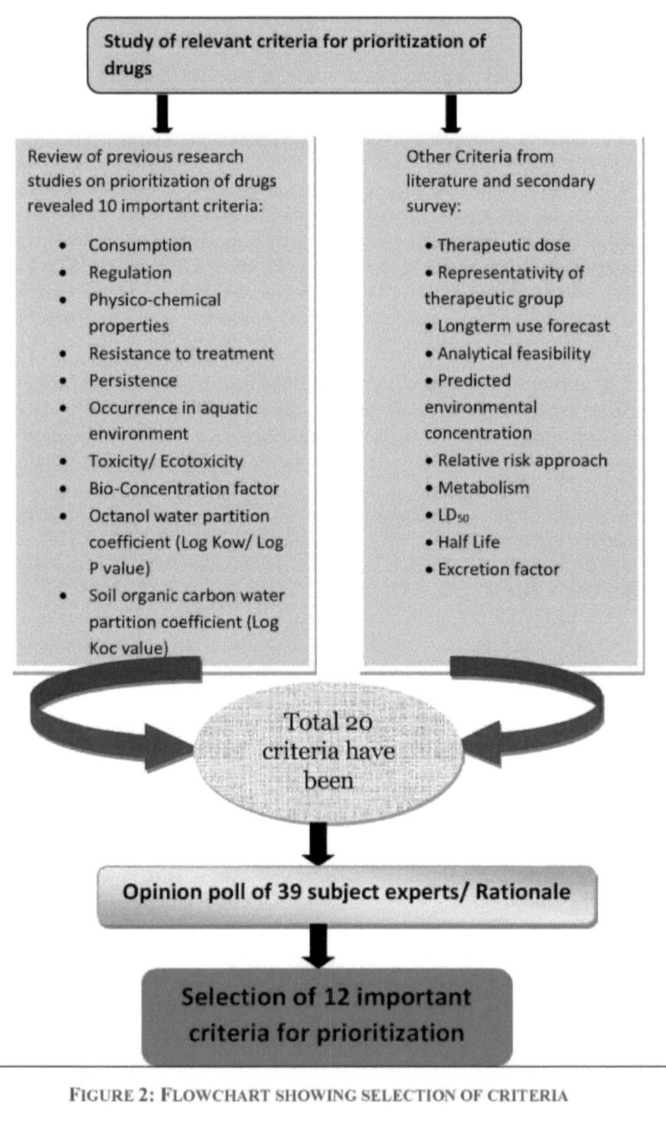

FIGURE 2: FLOWCHART SHOWING SELECTION OF CRITERIA

3.6 PRIORIZAÇÃO DE MEDICAMENTOS E JUSTIFICAÇÃO PARA A SELECÇÃO DE CRITÉRIOS

Através de um inquérito bibliográfico sobre os estudos anteriores de definição de prioridades, foram identificados 20 critérios. Foi realizada uma sondagem de opinião junto de 39 peritos na matéria para selecionar os critérios importantes. Todos os critérios receberam a mesma ponderação. Foi selecionado o critério aceite por mais de 75% dos peritos. Por conseguinte, foram finalmente seleccionados para análise os seguintes 12 critérios. Os 8 critérios foram rejeitados por razões lógicas e por decisão dos peritos. A seleção dos critérios é explicada no quadro 1. A resposta dos peritos relativamente à seleção dos critérios para a atribuição de prioridades aos medicamentos é apresentada na figura 3.

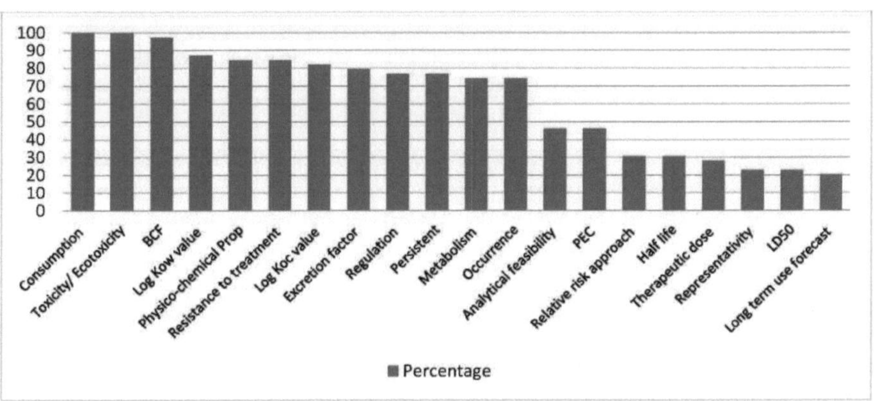

FIGURA 3 PERCENTAGEM DE PERITOS QUE CONSIDERAM OS CRITÉRIOS IMPORTANTES

QUADRO 2 SELEÇÃO DOS CRITÉRIOS DE ATRIBUIÇÃO DE PRIORIDADES

Criterion	Criterion selected	Rationale
Consumption	Yes	The consumption has been considered as the base criterion. Higher the consumption of the drug, higher could be the concentration of drug residues in the effluent. So, it has been taken as the base criterion for selection other than literature screening. The data of average monthly consumption of drugs in inpatient department of 6 multi-speciality hospitals of Delhi was collected. [18-24].
Regulation	Yes	The water supply agencies are ought to fulfil the regulation [19,22,25-26]. Thus, pharmaceuticals mentioned in any of

		the regulation are relevant. The data on occurrence of pharmaceuticals in the list of chemicals of special relevance in any regulation has been taken from CAS database maintained by Chemical Abstract Society. The CAS database was accessed at Sci Finder. This criterion has been taken into account.
Therapeutic dose	No	The therapeutic dose is considered as a way of approaching predicted no effect concentration [21,26]. So, for this study, this does not seem to be relevant.
Representativit y of therapeutic group	No	Logically, there is neither a need nor it is feasible to study drugs from each therapeutic group in the current scenario of lack of data availability on toxicity and fate of drugs and their metabolites [21,26]. This criterion is not relevant to be a part of the selected criteria.
Long term use forecast	No	The current situation can't be evaluated by the long term use data [20,26]. Also, most of the models for forecasting long term use exhibit irregularities and uncertainties. Therefore, it is not regarded as a good criterion.
Physico-chemical properties	Yes	The physico-chemical properties of a pharmaceutical decides its fate and behaviour in the aquatic environment eg its water solubility, sorption etc [18-19,26]. These decide the relevance of a drug residue in various compartments of aquatic environment.
Analytical feasibility	No	This is not considered as a relevant criterion for prioritization. If a drug is harmful to environment, there is a need to develop methods of detection and quantification [26]. However, a drug residue in the ecosystem can't be ignored if the method of analysis is yet to be developed.
Resistance to treatment	Yes	The drug residues that are not easily removed by effluent treatment plants are definitely of high relevance [20-21,26]. The data on persistence and removal of drugs is minimal and needs to be developed in future. However, it is an important criterion for prioritization.
Predicted environmental concentration	No	This criterion has not been included because the information can be revealed by consumption data and persistence.

		Although, the Predicted environmental concentration (PEC) values give a better idea of the situation [26].
Relative risk approach	No	This is calculated as ratio of predicted environmental concentration and predicted no effect concentration (PEC/PNEC).[19,23,25-26]. This factor is not considered as it has already been covered under other criteria.
Occurrence in surface waters, groundwater, drinking water, wastewater	Yes	This is again a key criterion for selection because if the drug residue is present in any compartment of aquatic environment, then there is a need to evaluate its relevance and behaviour [19,21,23,26]. The presence in wastewater is also considered important if it is present in influent as well as effluent.
Half life	No	The drugs having a half-life of more than 48 hours are considered as accumulable in humans [22,27]. However, this has not been considered as a principal criterion.
Bioconcentration factor	Yes	It is difficult to measure bioaccumulation experimentally. The BCF explains the transfer of drug residue from aquatic environment to living organism. The BCF values at pH1 to 10 have been taken from CAS database. The pH in natural environment varies from 6-9. The drugs having BCF greater than 1000 can be considered as potentially bioaccumulable [20,22].
Log Kow value	Yes	This reflects the adsorption properties. It estimates molecular lipophilicity and it also predicts the accumulation potential. [21-22].
Excretion factor	Yes	This is an important criterion as it corresponds to the fraction of unchanged drug excreted from the body through urine or faeces. This is important to assess the ecotoxicological risk [22,25].
Log Koc value	Yes	It refers to organic carbon partition coefficient that estimates the mobility of a pharmaceutical in soil. Low value indicates that it is mobile in soil, likely to leach and contaminate groundwater. However, high values points towards its potential adverse effects on terrestrial organisms [27].
Persistent	Yes	The persistence can be understood by literature support and physicochemical properties. The drugs that have been found

		to be persistent in aquatic system are important from the point of view of environment [22,26] .
Toxicity/ Ecotoxicity	Yes	It is the most important criterion to be considered. Since, it is a direct criterion that tells about the impact of drug residues on aquatic life [22,26]. This is justified by the toxicity assessment studies done for the drugs on various living organisms by researchers all over the world.
Metabolism	Yes	Although, the occurrence data can be considered as more relevant than this. But this can also be considered as one of the criteria for prioritization. Once a drug is administered, it is degraded in the body and form metabolites. The metabolites excreted from the body can either be more active or less active. The active metabolites are also needed to be kept a check. Also, certain drugs are excreted in high percentage as parent drug. So, drug consumption and metabolism/ excretion hand in hand can give a fair idea about the occurrence of drug residue in ecosystem. However, even if a stable metabolite is formed, it may also be selected if it fulfils other criteria. This criterion was considered as per the expert's advice.
Lethal Dose 50 (LD$_{50}$)	No	This criterion was considered as per the advice of some experts. The lethal dose has also been considered as one of the criterion in literature. However, it has been discarded in this study. Since, the drug residue concentration in water has been found to be in microgram per litre to nanogram per litre. The prioritization is being done for water bodies, thus it has been discarded.

3. 7SELECÇÃO DE MEDICAMENTOS

De acordo com a pesquisa bibliográfica sobre a atribuição de prioridades aos produtos farmacêuticos, foram seleccionados para estudo 86 medicamentos. Destes, 43 medicamentos foram seleccionados para um inquérito por questionário destinado a recolher dados sobre o seu consumo médio nos serviços de internamento de hospitais multiespecializados com 400 ou mais camas. Estes medicamentos foram seleccionados após uma reunião com várias partes interessadas, como médicos e farmacêuticos. A base da seleção destes medicamentos foi a ecotoxicidade e a toxicidade, a ocorrência em massas de água em todo o mundo e a persistência. No entanto, quando os dados relativos ao consumo mensal destes medicamentos foram recolhidos, verificou-se que, destes 43 medicamentos, 19 são utilizados com maior frequência e em grande quantidade. Para além destes 19 medicamentos, verificou-se que mais 15 medicamentos pertencentes à classe dos antibióticos e dos citotóxicos eram utilizados em grandes quantidades. Assim, no total, foram considerados prioritários 34 medicamentos.

Dos 20 critérios acima mencionados, foram seleccionados 12 critérios para definição de prioridades. Os critérios considerados neste estudo e as condições para os preencher são explicados no quadro seguinte.

QUADRO 3 CRITÉRIOS SELECCIONADOS E RESPECTIVA CONDIÇÃO DE CUMPRIMENTO

S.No	Criteria selected for prioritization	Condition for the fulfilment of the criterion
1	Consumption in multispecialty hospitals of Delhi	The drugs consumed commonly and in higher quantities.
2	Regulation	The drugs listed in International regulation(s)
3	Metabolism	Active metabolites formation
4	Excretion factor (percentage of unchanged drug excreted)	An excretion factor higher than 10% constitutes an additional risk.
5	Toxicity/ecotoxicity	Literature support on the toxicity of drug residues
6	Occurrence in surface water, groundwater, drinking water, wastewater	The drugs residues that have been reported in aquatic ecosystem are considered.
7	Physicochemical properties	The properties enhancing the adsorption of drug residues in water and sediments of the aquatic ecosystem.
8	Bioconcentration factor (BCF)	BCF value of <100 - not expected to bioaccumulate BCF value of >100 but <1,000 - has the potential to bioaccumulate BCF value of >1,000 - has the potential to bioaccumulate significantly. (Jean et al. 2012)

9	Octanol water partition coefficient (Log Kow/ Log P values)	According to Jones et al, 2007, following is the criterion of deciding the potential of adsorption, Log Kow < 2.5; Low potential for adsorption, 4.0< Log Kow > 2.5 Moderate potential Log Kow > 4.0 High potential
10	Soil organic carbon water partition coefficient (Log Koc value)	A logKoc $\geq$ 3 is taken as a trigger value for sediment effect assessment. The drugs having such values are persistent in sediment compartment.
11	Resistant to treatment	The drugs that are reported to be resistant to conventional treatment technologies have been considered.
12	Persistent	It is supported by Bioconcentration factor values. The drugs that are persistent in aquatic environment have been taken.

3.8 ELABORAÇÃO DA LISTA DE PRIORIDADES

Para elaborar a lista de prioridades, foi utilizado o método da lista de controlo com pesos escalonados. A todos os produtos farmacêuticos foi atribuído 1 ponto se satisfizessem o critério e zero ponto se não satisfizessem o critério. A cada critério foi atribuído o mesmo peso. Os pontos obtidos para 11 critérios foram somados. Em função da pontuação total, os 34 produtos farmacêuticos foram classificados em 3 categorias: produtos farmacêuticos de alta prioridade (classe I), de prioridade moderada (classe II) e de baixa prioridade (classe III). Os produtos farmacêuticos com um total acumulado de 9 e superior foram colocados na lista de alta prioridade. Os produtos farmacêuticos que satisfazem 6-8 critérios são incluídos na lista de prioridade moderada e os que satisfazem 5 ou menos critérios são considerados produtos farmacêuticos de baixa prioridade.

Gráfico 1: Priorização com base nos critérios de seleção

Os produtos farmacêuticos de alta prioridade, os produtos farmacêuticos de prioridade moderada e os produtos farmacêuticos de baixa prioridade são enumerados a seguir.

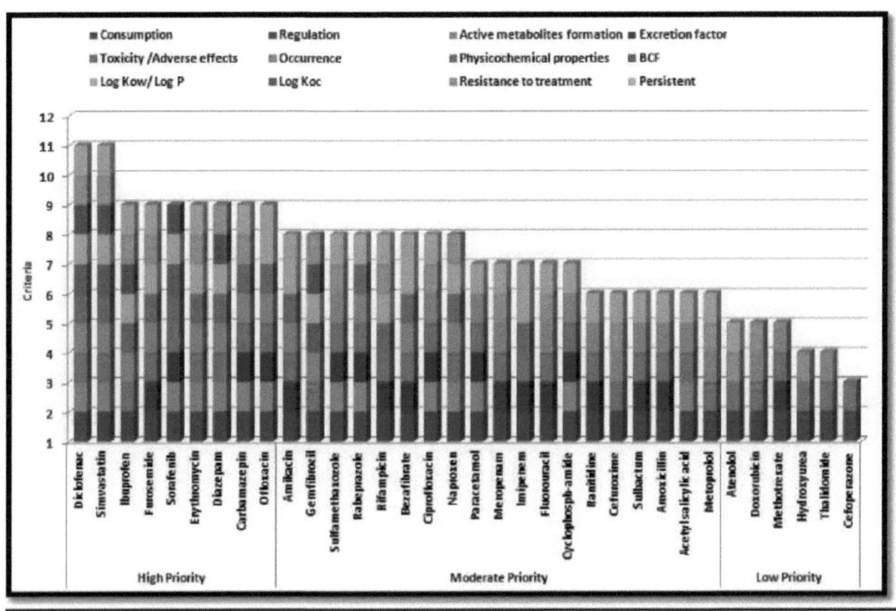

Lista de alta prioridade: Os produtos farmacêuticos que satisfazem 9 ou mais critérios são classificados como produtos farmacêuticos de alta prioridade. Há 09 produtos farmacêuticos nesta categoria que devem ser analisados no efluente antes de ser descarregado no esgoto. Verificou-se que todos estes resíduos farmacêuticos têm um impacto máximo na ecologia aquática. Estes produtos farmacêuticos são considerados da classe I. Seguem-se os pormenores dos produtos farmacêuticos de alta prioridade:

1. Consumo: A lista de 34 produtos farmacêuticos foi discutida com os peritos no domínio para saber se são habitualmente utilizados. Os produtos farmacêuticos de alta prioridade estão entre os seleccionados pelos peritos. Os dados relativos ao consumo anual foram obtidos junto da Central Procurement Agency, que fornece produtos farmacêuticos aos hospitais pertencentes ao Governo de Deli. Além disso, foi efectuado um inquérito por questionário em seis hospitais multiespecializados de Deli. Os produtos farmacêuticos sorafenib, diazepam e sinvastatina não são utilizados em grandes quantidades, mas têm um elevado potencial de ecotoxicidade e de bioacumulação. O principal consumo de produtos farmacêuticos nos hospitais públicos de Deli é apresentado no quadro 2. Além disso, os hospitais públicos de Deli também adquirem produtos farmacêuticos a outros fornecedores que não a Agência Central de Aprovisionamento, o que não está refletido neste quadro.

Quadro 4 Consumo anual de produtos farmacêuticos de elevada prioridade

Name of the pharmaceutical	Annual Consumption in Delhi Government Hospitals from March, 2016 to March, 2017 (in grams)
Diclofenac	3131868
Ibuprofen	6441402
Sorafenib	9038
Carbamazepin	1372020
Diazepam	627
Ofloxacin	159176
Erythromycin	600262
Simvastatin	396
Furesmide	94074

Fonte: Gabinete da Agência Central de Compras

2. Regulamentação: Os produtos químicos/farmacêuticos que devem ser utilizados de forma criteriosa estão listados em regulamentos internacionais. Estes produtos farmacêuticos devem ser obrigatoriamente analisados nos efluentes gerados na fonte, bem como nas massas de água. Os pormenores sobre os produtos farmacêuticos de alta prioridade enumerados em vários regulamentos são retirados da base de dados CAS acedida através do Sci finder. (28)

Quadro 5 Regulamentação internacional para produtos farmacêuticos de alta prioridade

Name of the pharmaceutical	Regulation
Diclofenac	Australian Inventory of Chemical Substances, European Union, REACH: List of Registered Substances, 2016, INSQ National Inventory of Chemical Substances in Mexico
Ibuprofen	INSQ National Inventory of Chemical Substances in Mexico, NZIoC New Zealand Inventory of Chemicals, 2006, PICCS Philippines Inventory of Chemicals and Chemical Substances, 2000, ECL Korean Government Gazette Notice, 2014, U.S.

	Environmental Protection Agency (EPA) Regulations - Toxic Substances Control Act (TSCA)
Sorafenib	REACH: List of Registered Substances, 2016
Carbamazepine	AICS Australian Inventory of Chemical Substances, June 1996 Ed, DSL Canada Gazette, Part II, February 11, 2004, IECSC Inventory of Existing Chemical Substances in China, 2013, REACH List of Pre-Registered Substances, March 2009, EINECS Annex to Official Journal of the European Communities, 15 June 1990, NZIoC New Zealand Inventory of Chemicals, 2006, PICCS Philippines Inventory of Chemicals and Chemical Substances, 2000, ECL Korean Government Gazette Notice, 2014, AREC Korean Government Gazette Notice, 2016, German Water Hazard Class Substances List, 09 Jan 2002,
Ofloxacin	REACH List of Pre-Registered Substances, March 2009, INSQ National Inventory of Chemical Substances in Mexico, 2012, ECL Korean Government Gazette Notice, 2014,
Erythromycin	AICS Australian Inventory of Chemical Substances, June 1996, DSL Supplement to Canada Gazette, Part I, January 26, 1991, IECSC Inventory of Existing Chemical Substances in China, 2013, REACH: List of Registered Substances, 2016, EINECS Annex to Official Journal of the European Communities, 15 June 1990, INSQ National Inventory of Chemical Substances in Mexico, 2012
Diazepam	AICS Australian Inventory of Chemical Substances, June 1996 , DSL Supplement to Canada Gazette, Part I, January 26, 1991, REACH List of Pre-Registered Substances, March 2009, EINECS Annex to Official Journal of the European Communities, 15 June 1990, ENCS Japanese Gazette. ENCS Designation: Japanese Pharmacopoeia (8th Ed.) substance, INSQ National Inventory of Chemical Substances in Mexico, 2012, NZIoC New Zealand Inventory of Chemicals, 2006,
Simvastatin	REACH List of Pre-Registered Substances, March 2009, INSQ National Inventory of Chemical Substances in Mexico, 2012, NZIoC New Zealand Inventory of Chemicals, 2006
Furosemide	AICS Australian Inventory of Chemical Substances, June 1996, DSL Supplement to Canada Gazette, Part I, REACH List of Pre-

3. Toxicidade/ Ecotoxicidade: Vários investigadores efectuaram estudos de avaliação da toxicidade destes produtos farmacêuticos. Verificou-se que os resíduos farmacêuticos são tóxicos para os peixes, as dáfnias e outros organismos aquáticos. Além disso, alguns resíduos farmacêuticos são genotóxicos, mutagénicos e até teratogénicos. (1)(5)(6)(7)(9)(11)(19)(20)(23)(24)(25)

Registered Substances, March 2009, INSQ National Inventory of Chemical Substances in Mexico, 2012, NZIoC New Zealand Inventory of Chemicals, 2006, PICCS Philippines Inventory of Chemicals and Chemical Substances, 2000.

Sorce: CAS database (28)

4. Ocorrência no meio aquático: Existe uma vasta literatura disponível sobre a ocorrência destes produtos farmacêuticos em diferentes compartimentos do ambiente aquático. A ocorrência de resíduos farmacêuticos foi registada em todo o mundo. No entanto, a concentração de resíduos farmacêuticos foi registada na gama de mg/l a ng/l em águas residuais e no ambiente aquático. (1)(4)(5)(6)(7)(9)(11)(19) (20)(21)(25)(26)

5. Fator de bioconcentração: Os valores de BCF a pH 1 a 10 foram retirados da base de dados CAS (28). Os produtos farmacêuticos com BCF superior a 1000 podem ser considerados potencialmente bioacumuláveis.

Valor BCF <100 - não se prevê a bioacumulação (potencial baixo)

Valor BCF >100 mas <1.000 - tem potencial de bioacumulação (potencial médio)

Valor BCF >1.000 - tem potencial para bioacumular significativamente (potencial elevado). (22)

Os valores dos factores de bioconcentração são apresentados no quadro 4 infra:

Quadro 6 Factores de bioconcentração de produtos farmacêuticos altamente prioritários

Bio-concentration factors of High Priority Pharmaceuticals									
Name of the pharmaceutical	**pH-1**	**pH-2**	**pH-3**	**pH-4**	**pH-5**	**pH-6**	**pH-7**	**pH-8**	**pH-9**	**pH-10**
Diclofenac	1680	1670	1580	1010	220	25.2	2.82	1	1	1
Ibuprofen	270	269	260	195	55.4	6.83	1	1	1	1
Sorafenib	31	218	1240	2420	2670	2700	2700	2700	2680	2510
Carbamazepin	15.7	16.2	16.2	16.2	16.2	16.2	16.2	16.2	16.2	16.2
Ofloxacin	1	1	1	1	1	1	1	1	1	1
Erythromycin	1	1	1	1	1	1	1.34	7.73	14.9	16.4

Diazepam	1.1	3.81	23.2	63.5	77.3	79	79.1	79.2	79.2	79.2
Simvastatin	2290	2290	2290	2290	2290	2290	2290	2290	2290	2290
Furosemide	32.8	30.2	16.7	3.09	1	1	1	1	1	1

Source: CAS Database (28)

Este quadro determina o potencial de bioacumulação dos produtos farmacêuticos de elevada prioridade. A cor amarela representa um potencial baixo, a verde um potencial moderado e a vermelha um potencial elevado. A gama de pH no ambiente natural varia geralmente entre 5 e 9. O diclofenac tem um potencial moderado nesta gama, mas tem um potencial elevado numa gama de pH baixo. O ibuprofeno tem um potencial baixo numa gama de pH baixo, ou seja, num meio ácido. A sinvastatina e o sorafenib têm um maior potencial de bioacumulação.

O gráfico 2 abaixo mostra os produtos farmacêuticos pertencentes às categorias de potencial de bioacumulação na gama de pH do ambiente natural. (Baixo, Médio e Alto).

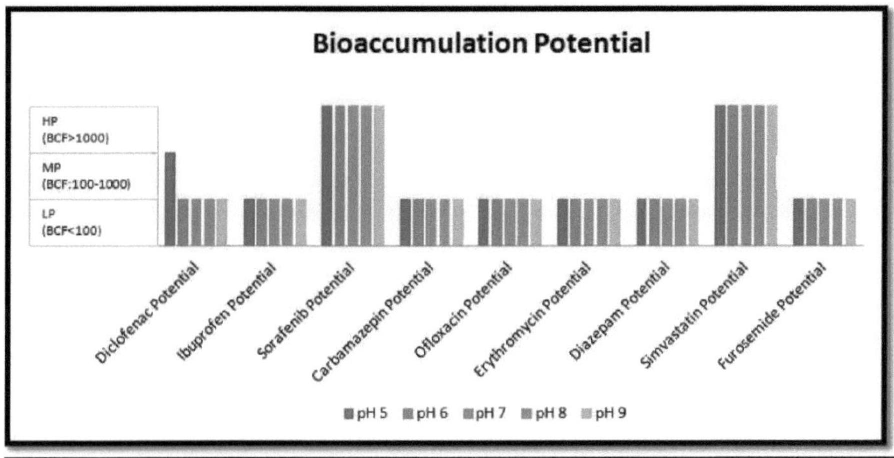

Gráfico 2 Potencial de bioacumulação dos produtos farmacêuticos de elevada prioridade

6. Valores Log Kow: O coeficiente de partição octanol-água determina o potencial de adsorção e de bioacumulação. Os valores de Log Kow destes produtos farmacêuticos foram retirados da base de dados CAS (28).

Log Kow < 2,5; Baixo potencial de adsorção, 4,0< Log Kow > 2,5 Potencial moderado Log Kow > 4,0 Alto potencial (20)(25)(26)

Os produtos farmacêuticos com potencial de adsorção de acordo com os seus valores de Log Kow estão representados no gráfico 3 abaixo:

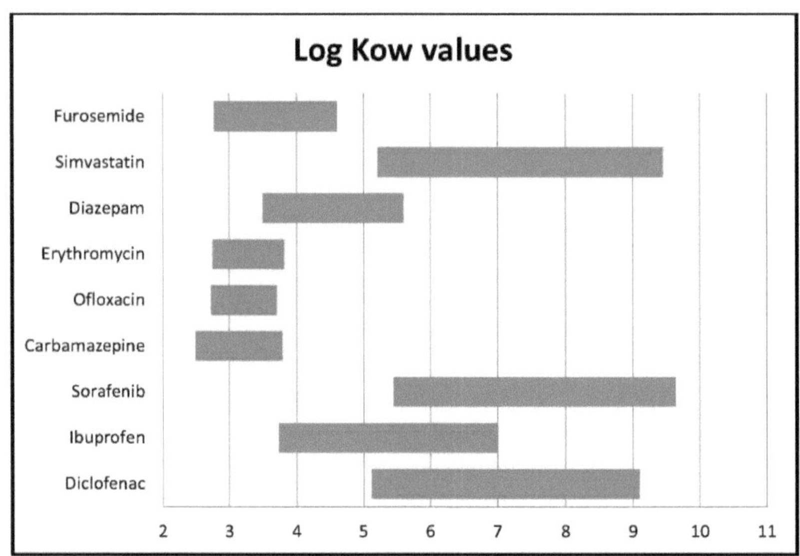

Gráfico 3 Valores Log Kow de produtos farmacêuticos de elevada prioridade

7.Valores   Log Koc: Um logKoc ≥ 3 é considerado como um valor de ativação para a avaliação do efeito de sedimentos. Os produtos farmacêuticos com tais valores são persistentes no compartimento sedimentar. O valor Log Koc destes produtos farmacêuticos foi retirado da base de dados CAS (28). Os produtos farmacêuticos com Log Koc ≥3 estão representados no gráfico 4 abaixo:

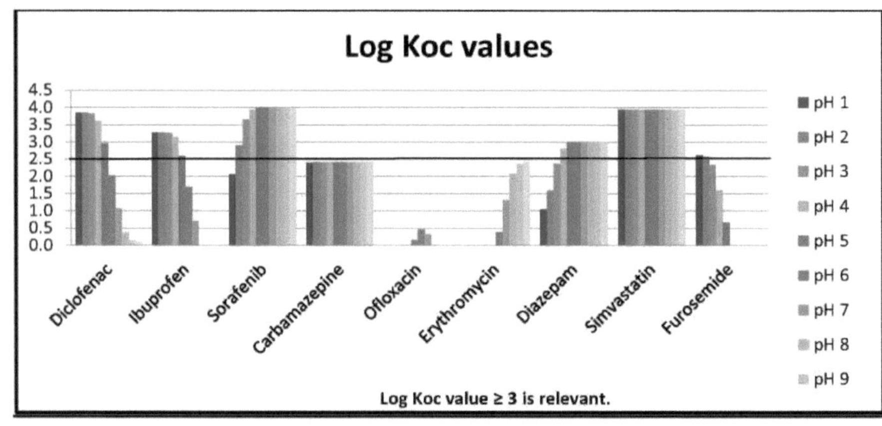

Gráfico 4 Valores Log Koc de produtos farmacêuticos de elevada prioridade

8. Propriedades físico-químicas: Estes produtos farmacêuticos têm propriedades físico-químicas que os tornam relevantes do ponto de vista do ambiente. As propriedades físico-químicas são representadas pelos valores de Log Kow e Log Koc. As propriedades físico-químicas do fármaco determinam o potencial de bioacumulação, a sua persistência no ambiente e a sua resistência ao tratamento.

9. Metabolitos activos: Os produtos farmacêuticos diclofenac, ibuprofeno, sorafenib, eritromicina, diazepam, carbamazepina e ofloxacina formam metabolitos activos. Os produtos farmacêuticos com metabolitos activos têm uma importância acrescida, uma vez que os metabolitos formados são igualmente relevantes do ponto de vista ambiental.

Quadro 7 Produtos farmacêuticos de elevada prioridade com metabolitos

Name of pharmaceutical	Metabolism
Diclofenac	This is a hydrophilic pharmaceutical forming metabolites like 4'-Hydroxydiclofenac, 3'-Hydroxydiclofenac, 5-Hydroxydiclofenac, 4',5-dihydroxydiclofenac, Diclofenac acyl glucuronide. Two of these metabolites are biologically active, but to a much lesser extent than diclofenac.
Ibuprofen	It is a Lipophillic pharmaceutical and froms various metabolites such as Ibuprofen glucuronide, 2-Hydroxyibuprofen, 3-Hydroxyibuprofen,1-hydroxyibuprofen but these metabolites are not active.
Sorafenib	This pharmaceutical is lipophilic and forms eight pharmaceuticals including Pyridine N-oxide, Pyridine N-oxide glucuronide, Sorafenib beta-D-Glucuronide etc. Out of these Pyridine N-oxide is an active metabolite that is formed.
Erythromycin	It undergoes hepatic metabolism and less than 5% of the administered dose can be recovered in the active form in the urine. The metabolite ethylsuccinate is also formed.
Diazepam	The main active metabolite of diazepam is desmethyldiazepam. Diazepam and its metabolites are excreted mainly in the urine, predominantly as their glucuronide conjugates.

Carbamazepin	The carbamazepin forms metabolites. The carbamazepin-10, 11-epoxide is an active metabolite formed during the hepatic metabolism.
Ofloxacin	This forms metabolites like desmethyl and N-oxide ofloxacin.

Fonte : Goodman and Gilman's Manual of Pharmacology and Therapeutics (29)

Fator de excreção: Um fator de excreção superior a 10% constitui um risco adicional. A frusemida, o sorafenib, a amicacina, a carbamazepina e a ofloxacina têm factores de excreção relevantes.

Quadro 8 Medicamentos de elevada prioridade com fator de excreção relevante

Name of pharmaceutical	Excretion factor
Frusemide	About 90% excreted unchanged in urine.
Sorafenib	About 77% of the dose is excreted in faeces and 19% of the dose excreted in urine as glucuronidated metabolites.
Carbamazepin	The 72% of the dose is found in the urine while 28% in the faeces. Only 3% of the dose is recovered as unchanged carbamazepin.
Ofloxacin	The elimination is mainly by renal excretion. Almost 65%-80% of the dose is excreted 48 hours of dosing.

urce : **Goodman and Gilman's Manual of Pharmacology and Therapeutics (29)**

10. Resistente ao tratamento de efluentes: A pesquisa bibliográfica revelou que o diclofenac, o ibuprofeno, a amicacina, a eritromicina, a frusemida, a sinvastatina, a carbamazepina e o diazepam são resistentes às tecnologias convencionais de tratamento de águas residuais. Os produtos farmacêuticos resistentes ao tratamento de efluentes devem decompor-se lentamente e permanecer no ecossistema durante um período de tempo mais longo, tendo assim um impacto no ecossistema. (3)(4)(12)(15)

11. Persistência: A persistência de um fármaco é orientada pelo potencial de bioacumulação, potencial de adsorção e outras propriedades físico-químicas. A resistência ao tratamento também leva à persistência do resíduo farmacêutico no ecossistema aquático. A pesquisa bibliográfica revelou que o diclofenac, o ibuprofeno, a amicacina, a eritromicina, a frusemida, a sinvastatina, a carbamazepina e a ofloxacina são persistentes no ambiente aquático. (25)(27)

Lista de prioridade moderada: Trata-se de produtos farmacêuticos da classe II. Há 19 produtos farmacêuticos nesta categoria. Os produtos farmacêuticos desta categoria cumprem 6 a 8 critérios. Estes são também produtos farmacêuticos relevantes para análise.

Lista de baixa prioridade: Existem 6 produtos farmacêuticos nesta categoria que são relativamente menos relevantes para diferentes compartimentos do ecossistema aquático. Estes produtos farmacêuticos satisfazem 5 ou menos de 5 critérios.

3. 9CONCLUSÃO

A ocorrência global dos produtos farmacêuticos e dos seus resíduos nas massas de água reforça a necessidade de dar prioridade aos resíduos farmacêuticos para o seu tratamento antes da eliminação. A definição de prioridades permitirá às autoridades reguladoras manter a monitorização e o controlo da concentração de resíduos farmacêuticos nas águas superficiais, subterrâneas e potáveis.

A lista de prioridades foi elaborada a partir de um conjunto limitado de produtos farmacêuticos seleccionados através da análise da literatura e dos dados de consumo dos serviços de internamento dos hospitais e da Agência Central de Aprovisionamento. Os 12 critérios importantes foram considerados neste estudo para identificar os produtos farmacêuticos prioritários. Os critérios incluídos no estudo são o consumo, a toxicidade/ecotoxicidade, a ocorrência em águas superficiais, o potencial de bioacumulação e outras propriedades físico-químicas importantes. Neste estudo, foi atribuída a mesma importância a todos os critérios de seleção. Se se considerar que determinados critérios têm mais ou menos peso, isso pode levar a pequenas alterações na lista; no entanto, estas listas são suficientemente capazes de dar uma ideia dos produtos farmacêuticos relevantes e da relevância da análise destes resíduos farmacêuticos para avaliar a qualidade das águas residuais descarregadas. Estes critérios permanecerão os mesmos tanto a nível local como global, mas os produtos farmacêuticos relevantes para estudo podem variar consoante o seu consumo.

A lista de alta prioridade foi desenvolvida incluindo 9 produtos farmacêuticos que são mais frequentemente consumidos nos hospitais de Deli. Os produtos farmacêuticos de elevada prioridade pertencem a várias classes, incluindo produtos farmacêuticos anti-inflamatórios não esteróides, como o diclofenac e o ibuprofeno; antibióticos, como a ofloxacina e a eritromicina; produtos farmacêuticos antiepilépticos, como a carbamazepina; antidepressivos, como o diazepam; reguladores de lípidos, como a sinvastatina e a furosemida, que é um diurético. Esta lista de fármacos representa o mínimo que deve ser considerado ao avaliar a qualidade dos efluentes hospitalares que são descarregados nos esgotos e que, por conseguinte, são conduzidos para as massas de água, afectando assim a sua qualidade. Foram incluídos os fármacos mais consumidos, pelo que é possível que outros fármacos importantes não tenham sido incluídos devido a limitações na recolha de dados de consumo. Além disso, a literatura sobre a ocorrência de vários produtos farmacêuticos pertencentes a diferentes classes terapêuticas é limitada. Foram elaboradas três listas de produtos farmacêuticos: de alta prioridade, de prioridade moderada e de baixa prioridade. No que diz respeito ao seu impacto no ambiente aquático, este documento desenvolve um protocolo para a seleção de produtos farmacêuticos prioritários. A abordagem para a seleção de produtos farmacêuticos de alta prioridade fornece uma base eficiente e prática para gerir os riscos relacionados com a descarga de produtos farmacêuticos nas massas de água. Este documento ajudaria a agência reguladora a considerar o estabelecimento de normas para resíduos farmacêuticos importantes em águas residuais descarregadas de hospitais, veterinários, explorações pecuárias, indústrias farmacêuticas e outras fontes importantes de consumo farmacêutico

REFERÊNCIAS:

[1]   K. Al-ajlouni, S. Shakhatreh, N. A.- Ibraheem, e M. Jawarneh, "Evaluation of Wastewater Discharge from Hospitals in Amman -JORDAN," *Int. J. Basic Appl. Sci. IJBAS-IJENS*, vol. 13, no. 4.

[2]   A. K. Gautam, S. Kumar, e P. C. Sabumon, "Preliminary study of physico-chemical treatment options for hospital wastewater," *J. Environ. Manage.*, vol. 83, no. 3, pp. 298306, 2007.

[3]   T. Karanfil *et al.*, "Physico-Chemical Processes," vol. 78, no. 10, pp. 1193-1260.

[4]   K. Kummerer, "Drugs in the environment: Emission of drugs, diagnostic aids and disinfectants into wastewater by hospitals in relation to other sources - A review," *Chemosphere*, vol. 45, no. 6-7, pp. 957-969, 2001.

[5]   B. L. Prasanna, V. L. Padmini, K. Navle, e H. S. Dometti, "Analysis of drugs in aquatic environment," vol. 7, no. 4, pp. 71-79, 2015.

[6]   A. Y. C. Lin e Y. T. Tsai, "Occurrence of pharmaceuticals in Taiwan's surface waters: Impact of waste streams from hospitals and pharmaceutical production facilities," *Sci. Total Environ.*, vol. 407, no. 12, pp. 3793-3802, 2009.

[7]   D. W. Kolpin *et al.*, "Pharmaceuticals, hormones, and other organic wastewater contaminants in U.S. streams, 1999-2000: A national reconnaissance," *Environ. Sci. Technol.*, vol. 36, no. 6, pp. 1202-1211, 2002.

[8]   T. A. Ternes, "Occurrence of drugs in German sewage treatment plants and rivers," *Water Res.*, vol. 32, no. 11, pp. 3245-3260, 1998.

[9]   S. Wiegel *et al.*, "Pharmaceuticals in the river Elbe and its tributaries," *Chemosphere*, vol. 57, no. 2, pp. 107-126, 2004.

[10] T. Heberer, "Tracking persistent pharmaceutical residues from municipal sewage to drinking water," *J. Hydrol*, vol. 266, no. 3-4, pp. 175-189, 2002.

[11]   S. Gonzalez Alonso, M. Catala, R. R. Maroto, J. L. R. Gil, A. G. de Miguel, e Y. Valcarcel, "Pollution by psychoactive pharmaceuticals in the Rivers of Madrid metropolitan area (Spain)," *Environ. Int.*, vol. 36, no. 2, pp. 195-201, 2010.

[12]   K. Kummerer, "Antibiotics in the aquatic environment - A review - Part II," *Chemosphere*, vol. 75, no. 4, pp. 435-441, 2009.

[13]   W. Xu *et al.*, "Occurrence and elimination of antibiotics at four sewage treatment plants in the Pearl River Delta (PRD), South China," *Water Res.*, vol. 41, no. 19, pp. 4526-4534, 2007.

[14]   J. Kosonen e L. Kronberg, "The occurrence of antihistamines in sewage waters and in recipient rivers," *Environ. Sci. Pollut. Res.*, vol. 16, no. 5, pp. 555-564, 2009.

[15]   N. H. Tran, T. Urase, and T. T. Ta, "A preliminary study on the occurrence of pharmaceutically active compounds in hospital wastewater and surface water in Hanoi, Vietnam," *Clean - Soil, Air, Water*, vol. 42, no. 3, pp. 267-275, 2014.

[16]   Y. Zhang, S. U. Geißen, e C. Gal, "Carbamazepine and diclofenac: Removal in wastewater treatment plants and occurrence in water bodies," *Chemosphere*, vol. 73, no. 8, pp. 1151-1161, 2008.

[17]   C. Pollution, C. Board, e M. O. F. Environment, "Environmental Standards," 2000.

[18]   C. Carlsson, A. K. Johansson, G. Alvan, K. Bergman, e T. Kuhler, "Are pharmaceuticals potent environmental pollutants? Part I: Environmental risk assessments of selected active pharmaceutical ingredients," *Sci. Total Environ.*, vol. 364, no. 1-3, pp. 67-87, 2006.

[19]   S. Castiglioni, R. Fanelli, D. Calamari, R. Bagnati, e E. Zuccato, "Methodological approaches for studying pharmaceuticals in the environment by comparing predicted and measured concentrations in River Po, Italy," *Regul. Toxicol. Pharmacol*, vol. 39, no. 1, pp. 25-32, 2004.

[20]   E. R. Cooper, T. C. Siewicki, and K. Phillips, "Preliminary risk assessment database and risk ranking of pharmaceuticals in the environment," *Sci. Total Environ.*, vol. 398, no. 13, pp. 26-33, 2008.

[21]   G. Huschek, P. D. Hansen, H. H. Maurer, D. Krengel, and A. Kayser, "Environmental risk assesssment of medicinal products for human use according to European Commission recommendations," *Environ. Toxicol.*, vol. 19, no. 3, pp. 226-240, 2004.

[22]   J. Jean *et al.*, "Identification and prioritization of bioaccumulable pharmaceutical substances discharged in hospital effluents," *J. Environ. Manage*, vol. 103, pp. 113-121, 2012.

[23]   O. A. H. Jones, N. Voulvoulis, and J. N. Lester, "Aquatic environmental assessment of the top 25 English prescription pharmaceuticals," *Water Res.*, vol. 36, no. 20, pp. 5013-5022, 2002.

[24]   F. Stuer-Lauridsen, M. Birkved, L. P. Hansen, H.-C. Holten Lutzh0ft, e B. Halling- S0rensen, "Environmental risk assessment of human pharmaceuticals in Denmark after normal therapeutic use," *Chemosphere*, vol. 40, no. 7, pp. 783-793, 2000.

[25]   E. Zuccato, S. Castiglioni, e R. Fanelli, "Identification of the pharmaceuticals for human use contaminating the Italian aquatic environment," 2005.

[26]   P. De Voogt, M. L. Janex-Habibi, F. Sacher, L. Puijker, and M. Mons, "Development of a common priority list of pharmaceuticals relevant for the water cycle," *Water Sci. Technol.*, vol. 59, no. 1, pp. 39-46, 2009.

[27]   W. David, "Review of Environmental Contamination and Toxicology", 239.ª ed., P. de Voogt, Ed. 2017, p. 13.

CAPÍTULO 4

Gestão dos resíduos sólidos biomédicos e dos efluentes: Desafios de conformidade e implementação

Preâmbulo:

A quantidade de resíduos produzidos e a sua qualidade, bem como os mecanismos de tratamento, tornaram-se uma questão preocupante. A gestão dos resíduos biomédicos é uma parte integrante da sustentabilidade futura. O objetivo do presente documento é avaliar o padrão de produção de resíduos biomédicos sólidos em função da capacidade dos hospitais em termos de camas e analisar o consumo de água e o padrão de produção de efluentes nos hospitais de Deli. O inquérito por questionário foi realizado em setenta e cinco hospitais e foram visitados trinta e seis hospitais para atingir os objectivos do estudo. Em Deli, a produção de resíduos por cama e por dia varia entre apenas 110 gramas e 2783 gramas. A produção anual de resíduos biomédicos sólidos em Deli é de cerca de 9200 toneladas. O consumo médio de água por cama e por dia num hospital de Deli varia entre 500 e 600 LPD. O consumo anual de água nos hospitais de Deli é de cerca de 9125 milhões de litros. Além disso, o presente documento destacou certas zonas cinzentas na aplicação das novas regras de gestão dos resíduos biomédicos de 2016 pelos hospitais. Foram também avaliadas as deficiências do atual sistema de gestão de resíduos biomédicos e o cumprimento das regras da BMW de 2016. Observa-se que podem ser adoptadas as tecnologias mais recentes, como os maceradores polimáticos, os jactos afiados e a esterilização por calor seco, bem como as melhores práticas de gestão de resíduos, para controlar a ameaça causada por uma gestão inadequada dos resíduos biomédicos.

4.1 Introdução :

Embora as regras de gestão dos resíduos biomédicos existam desde 1998, os efluentes gerados pelos hospitais têm permanecido numa zona cinzenta. Não existem normas de descarga específicas para os contaminantes prováveis que emergem das instalações de cuidados de saúde, como resíduos de medicamentos, formaldeído, gluteraldeído, halogéneos orgânicos adsorvíveis, etc. No entanto, agora as novas regras de gestão de resíduos biomédicos, de 2016, deram atenção ao pré-tratamento dos resíduos químicos líquidos gerados nos hospitais (Manasi, Umamani e Latha, 2014). Tendo em conta a situação atual, é necessário desenvolver um esquema científico para o processamento, o tratamento e a eliminação dos resíduos biomédicos sólidos. Simultaneamente, deve ser dada ênfase ao tratamento das águas residuais e à sua reutilização. O cenário atual do tratamento de efluentes e da gestão de resíduos exige métodos de triangulação, nomeadamente a redução de resíduos, a prevenção de impactos perigosos e tecnologias de controlo da poluição economicamente viáveis. As melhores práticas de gestão e as tecnologias adequadas são um instrumento importante para uma gestão correcta dos resíduos biomédicos. A composição, o padrão de geração e a quantidade de resíduos médicos são importantes para decidir sobre o tratamento adequado dos resíduos de cuidados de saúde.

4.1.1 Composição de resíduos sólidos biomédicos

A maior parte dos resíduos das actividades médicas assemelha-se aos resíduos produzidos por outras empresas e residências. Entre 75-90% dos resíduos médicos consistem em resíduos sólidos não regulamentados, 10- 25% dos resíduos médicos, no entanto, exigem precauções especiais devido ao risco associado de transmissão de doenças ou de perigos decorrentes da exposição a produtos químicos ou radioatividade. Estes últimos incluem resíduos infecciosos e patológicos e material cortante, como agulhas usadas ou lâminas de bisturi. Podem também incluir pequenas quantidades de materiais perigosos, como resíduos radioactivos, produtos farmacêuticos fora de uso, produtos de limpeza e solventes químicos. (Col *et al.*, 2003)

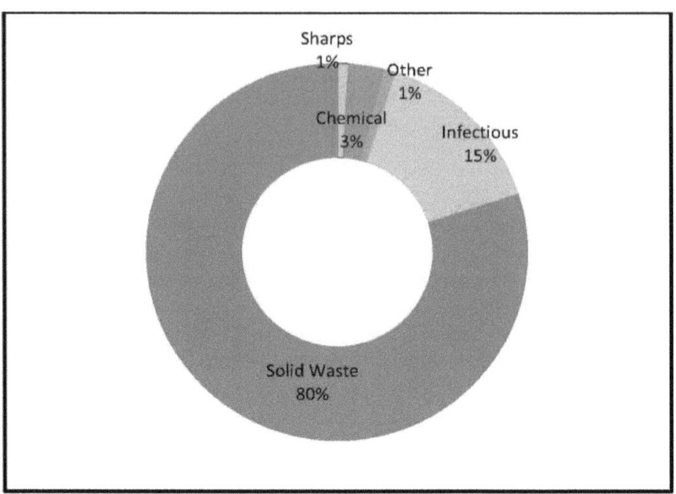

FIGURA 3 COMPOSIÇÃO DOS RESÍDUOS SÓLIDOS BIOMÉDICOS

4.1.2 COMPOSIÇÃO DOS EFLUENTES HOSPITALARES:

Os efluentes hospitalares estão carregados de numerosos produtos químicos, resíduos de medicamentos, hormonas, produtos de higiene pessoal, desinfectantes, micróbios, fluidos infecciosos, agentes patogénicos, radioactivos, resíduos de medicamentos nucleares, etc., que têm um impacto negativo no ambiente. A literatura é vasta no que diz respeito à ocorrência de resíduos de medicamentos, incluindo antibióticos, antidepressivos e até citotóxicos, produtos químicos, desinfectantes e hormonas que afectam o comportamento reprodutivo dos peixes (Mesdaghinia *et al.*, 2015).

4.2 Estado da produção de resíduos biomédicos

A produção de resíduos biomédicos per capita varia de país para país com base nas instalações disponíveis no hospital, no número de camas, na ocupação média e na afluência de pessoas, no número de empregados, etc. A produção per capita de resíduos biomédicos é mais elevada nos países desenvolvidos.

O volume de resíduos produzidos numa instalação médica nos países em desenvolvimento varia entre 1-3 kg/dia/cama, em comparação com 3-8 kg/dia/cama nos países desenvolvidos. A quantidade de resíduos infecciosos é de 250-750 g/dia/cama. Por exemplo, a produção de resíduos biomédicos sólidos nos EUA é de 4,5 kg, em Espanha são produzidos 3 kg de resíduos biomédicos por cama. O Reino Unido e a França também produzem uma quantidade elevada de resíduos, ou seja, 2,5 kg/cama. Na Europa Ocidental, são produzidos 3-6 kg de resíduos biomédicos por cama e por dia. Na Ásia, os países com rendimentos elevados geram mais resíduos (2,5-4 kg) em comparação com os países com rendimentos baixos, que geram 1,8-2,2 kg/cama/dia. A produção total de resíduos biomédicos na Índia é de 484 TPD. No entanto, os resíduos biomédicos tratados por dia na Índia são 447 TPD. Estes resíduos são produzidos por cerca de 1,68,869 HCF na Índia. O número de instalações comuns de tratamento biomédico na Índia é de 198. As próximas CBWTFs na Índia são 32. Na Índia, a quantidade de resíduos biomédicos gerados nos hospitais foi estimada em 1,5 kg/leito/dia (Pollution Control Board, 2015).

4.3Impacto   da gestão incorrecta dos resíduos hospitalares:

Apenas 10-15% do total dos resíduos hospitalares são perigosos, mas têm o potencial de converter mesmo os resíduos não perigosos em perigosos. Assim, a quantidade de resíduos perigosos aumenta muito devido a uma segregação incorrecta. Existem alguns riscos associados ao manuseamento incorreto dos resíduos hospitalares.

QUADRO 9 IMPACTO DE UMA GESTÃO INCORRECTA DOS RESÍDUOS BIOMÉDICOS

Impact of improper biomedical waste management	
Solid waste	**Liquid waste**
Waste related diseases like gastro enteric troubles, respiratory and skin diseases.	Degrades water quality by altering pH, BOD, DO, COD etc.
Anatomical waste can effect wastehandlers through direct contact of vectors.	Deteriorates natural environment and cause imbalance
Microbial cultures from labs leads to health disorders like headache, cough, eyeburn and skin burn.	DNA Damage and genotoxicity
Needles, scalpels and syringes (sharp injuries) leads to spreading of tetanus, hepatitis, AIIDS and septicemia.	Ecotoxicity/ Toxicity
IV fluid and blood bags, urobags releases dioxin, furan, SPM, gases like SO_x, NO_x etc.	Microbial Resistance
Catheters, PVC gloves, tubes etc leads to formation of carcinogens and may disturb function of hormones.	Disease outbreaks like diarrhoeal diseases, gastroenteric disorders.
Cytotoxic chemical waste causes cytotoxicity, malignancy, ulcers, anemia, teratogenecity, skin ailments etc.	Bioaccumulation/ Biomagnification / Persistence of the emerging contaminants present in the effluent.
Radiation burns	Cytotoxic contaminnats in the effluent leads injury to the cells, malignancy etc.
Poisoning and pollution by cytotoxic and genotoxic substances.	Human blood and body fluids leads to diseases like typhoid, tuberculosis, hepatits etc.
Pollution by toxic elements or compounds such as mercury or dioxins that are released during incineration.	Radioactive substances in the effluent can come from body organ imaging, radioimmunoassay, patients urine etc.

(Acharya, Gokhale e Joshi, 2014)(Verma *et al.*, 2008)(Gupta *et al.*, 2009)(Manasi, Umamani e Latha, 2014)(Zhou *et al.*, 2009)(Verlicchi *et al.*, 2010)(Deblonde, Cossu-leguille e Hartemann, 2015)(Fent, Weston e Caminada, 2006)(Emmanuel *et al.*, 2002)(Pinto e Garcı, 2014)

4. 4Metodologia

Os vinte e cinco hospitais foram seleccionados de cada categoria de hospitais com um número de camas de 1049, 50-99 e mais de 100. No total, o inquérito por questionário foi efectuado em 75 hospitais. O questionário perguntava sobre o consumo de água em vários serviços de abastecimento de água nos hospitais para avaliar o padrão de consumo de água. Foram também recolhidos dados sobre a produção de águas residuais e a sua utilidade. O questionário também se centrava nos domínios da reutilização das águas residuais, da capacidade e da tecnologia de tratamento da estação de tratamento de águas residuais. Os dados sobre a produção de resíduos sólidos biomédicos por categoria foram obtidos junto dos operadores das instalações comuns de tratamento de resíduos biomédicos, nomeadamente a SMS Water Grace pvt ltd e a Biotic Waste Solutions Pvt. Ltd. No entanto, foram visitados 36 hospitais, incluindo 12 hospitais de cada categoria de número de camas, para compreender a gestão atual dos resíduos biomédicos e avaliar as deficiências do sistema existente. Foram entrevistadas as várias partes interessadas, incluindo operadores, médicos, enfermeiros e manipuladores de resíduos. Foram também realizadas reuniões com representantes de empresas que fornecem os instrumentos de gestão de resíduos e com académicos, a fim de apresentar as melhores práticas e tecnologias de gestão de resíduos disponíveis no mercado. Foi também discutido o mecanismo importante para o sistema atual.

4. 5Gestão de resíduos sólidos biomédicos

Deli, a capital da Índia, é um importante centro de prestação de cuidados de saúde. Na Índia, setenta e cinco por cento dos estabelecimentos de saúde e hospitais estão localizados em zonas urbanas, onde vive apenas vinte e sete por cento da população total. Existem cerca de 48 000 camas nos estabelecimentos de saúde de Deli. O número médio de camas por 1000 habitantes em Deli é de 2,58. As camas de hospital estão a aumentar em Deli de dia para dia devido ao rápido desenvolvimento das instalações de cuidados de saúde, o que colocou Deli entre as principais cidades com instalações médicas avançadas no país. As instalações médicas são insignificantes nas zonas rurais, onde vive mais de 70% da nossa população. O mesmo está representado na fig. 2. O consumo médio de água por cama e por dia é de 560 LPD. Uma vez que Nova Deli oferece melhores instalações de cuidados de saúde, os doentes de toda a Índia deslocam-se a esta cidade para receberem tratamento. A ocupação média dos hospitais é de cerca de 75%-80% ao longo do ano. A produção de BMW por cama, por dia, aumentou de 306 gramas em 2001 para 432 gramas em 2011 e 520 gramas em 2017.

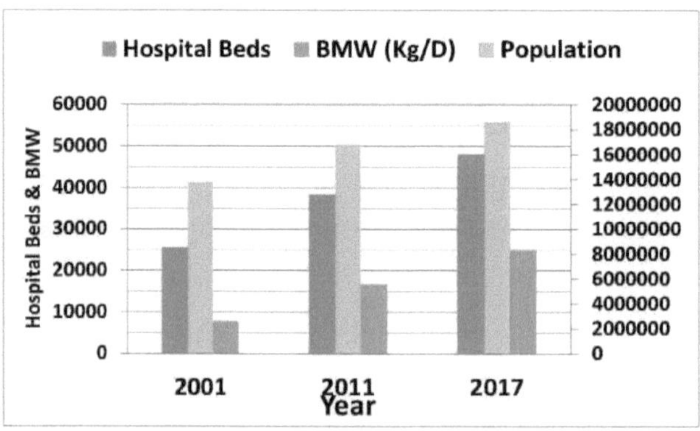

Fig 2 Tendência da produção de resíduos biomédicos, população e camas hospitalares
Fonte de dados: Comité de Controlo da Poluição de Deli (2018), Direção dos Serviços de Saúde, (2018) **4.6 Análise dos resíduos biomédicos em Deli**

As regras de gestão dos resíduos biomédicos, de 2016, demarcaram os resíduos em quatro categorias, nomeadamente os resíduos amarelos, que incluem resíduos anatómicos, microbiológicos, etc.; os resíduos azuis, que incluem material cortante; os resíduos brancos, que incluem material cortante com metais; e os resíduos vermelhos, que incluem resíduos infectados. (*Regras de gestão de resíduos biomédicos, 2016*) . Ao analisar a quantidade total de resíduos biomédicos tratados por ambos os operadores de CBWTFs em Deli, verificou-se que cerca de 25 toneladas métricas de resíduos biomédicos. A percentagem de produção de resíduos biomédicos em cada categoria é apresentada na figura 3.

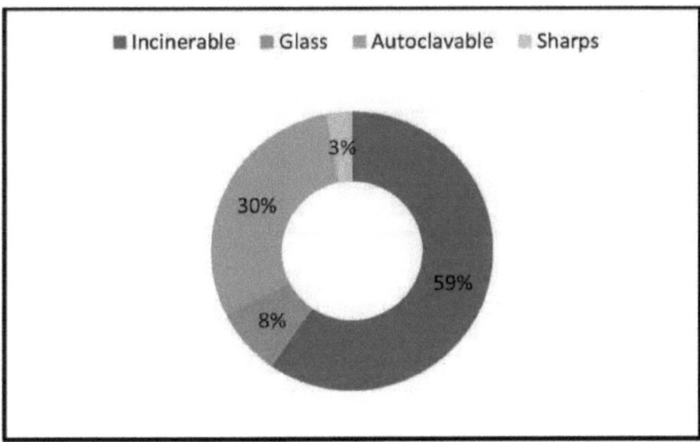

FIG 3 PRODUÇÃO DE RESÍDUOS BIOMÉDICOS POR CATEGORIA

Com base nos dados recolhidos através do inquérito por questionário, verificou-se que a produção de resíduos por cama e por dia varia entre 110 e 2783 gramas por cama e por dia. A variação na gama é atribuível a factores como o tipo de HCF, a ocupação, o número de camas, a categoria dos hospitais, como os públicos ou privados, e a eficácia da segregação.

A análise dos dados revela igualmente o seguinte:

- A produção de resíduos biomédicos em hospitais com capacidade para 50-99 camas é de 5,3 TPD.

- A produção de resíduos biomédicos em hospitais com 100 ou mais camas é de 18 TPD.

- O estudo revela que a produção de resíduos em 100 camas ou mais na capital varia entre 0,028 e 1,669 kg/camas/dia, com uma média de 0,486 kg/camas/dia.

4.7 Gestão dos efluentes hospitalares
Os efluentes são gerados nos hospitais a partir das enfermarias, salas de operações, laboratórios, unidades de diálise, emergência e primeiros socorros, enfermarias, radiologia e actividades de cozinha e lavandaria. Os efluentes gerados pelos hospitais constituem águas residuais domésticas, bem como águas residuais infecciosas e perigosas, uma vez que contêm micróbios patogénicos, resíduos de medicamentos, produtos químicos, tecidos biológicos, culturas, toxinas químicas, etc. (Mesdaghinia *et al.*, 2015) (Sciences *et al.*, 2015) (Tsai, Lai e Lin, 2015). A composição do efluente hospitalar é apresentada na fig. 3.

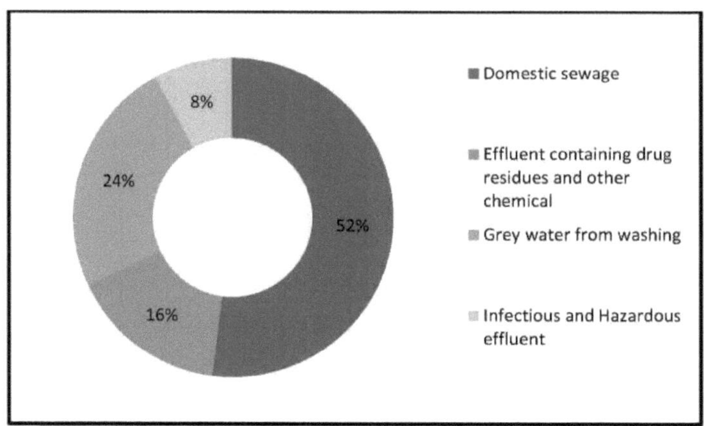

FIG 4 COMPOSIÇÃO DO EFLUENTE HOSPITALAR

Os cuidados de saúde são um dos principais sectores consumidores de água. O consumo de água num hospital varia entre 400-1200 litros/leito/dia (Sule, B. F, Ayanshola, A. M e Salami, 2010). Através de um inquérito por questionário realizado em 75 hospitais de Deli, verificou-se que o consumo de água nos hospitais de Deli varia entre 450-980 litros/leito/dia (Singh, Mishra e Mishra, 2013). A quantidade de águas residuais geradas pelos hospitais é enorme e representa uma grande ameaça para o ambiente e, consequentemente, para a saúde humana. As principais unidades consumidoras de água num hospital são as enfermarias, a cozinha, a lavandaria, os laboratórios, as salas de operações, as unidades de hemodiálise, etc. (Singh, Mishra e Mishra, 2013). A maior parte da água é consumida nas enfermarias, seguida das casas de banho, dos laboratórios e da lavagem do chão. O padrão de consumo de água nos hospitais é apresentado na figura 4. As águas residuais descarregadas dos laboratórios, enfermarias, salas de operações e zonas de lavagem de carrinhos podem conter contaminantes emergentes. De acordo com o inquérito por questionário, verifica-se que 56% do total de efluentes deverá ter contaminantes emergentes. O padrão de geração de efluentes é apresentado na figura 5. Assim, é muito importante efetuar um tratamento adequado das águas residuais hospitalares antes de as descarregar no esgoto.

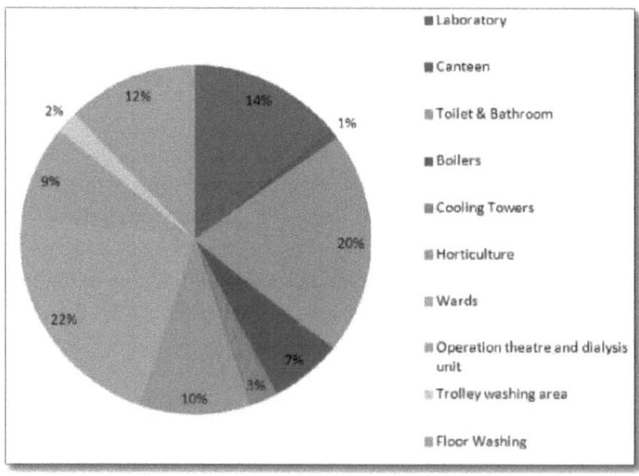

FIG 5 PADRÃO DE CONSUMO DE ÁGUA

92

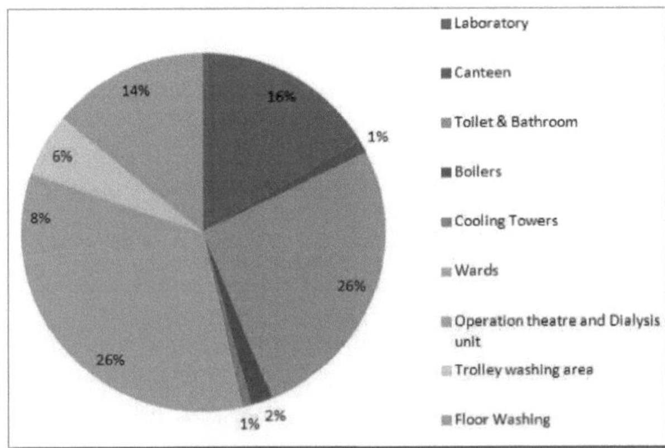

FIG 6 PADRÃO DE GERAÇÃO DE EFLUENTES

De acordo com os dados recolhidos nos hospitais de Deli, verifica-se que o consumo de água e a produção de águas residuais aumentam com o aumento da resistência do leito. O mesmo está representado na Fig. 6. O consumo total de água pelos hospitais com uma capacidade de cama superior a 50 é de 31,09 MLD e, por sua vez, a produção de águas residuais é de 24,79 MLD. No entanto, a água tratada tem de ser caracterizada em relação a vários produtos químicos e outros contaminantes prioritários que possam estar provavelmente presentes no efluente para explorar o seu potencial de reutilização. Recomenda-se, no entanto, a utilização desta água tratada para fins não consumptivos, como a lavagem de pavimentos, a descarga de água, etc.

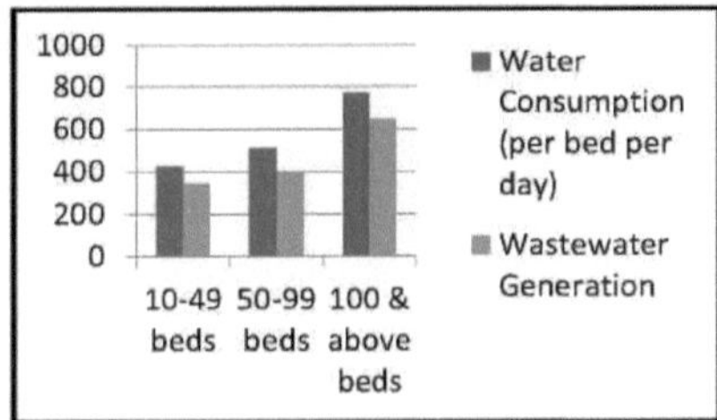

FIG 6 CONSUMO DE ÁGUA E PRODUÇÃO DE ÁGUAS RESIDUAIS NOS HOSPITAIS DE DELI

4.   8Práticas actuais   de gestão de resíduos biomédicos:

A gestão dos resíduos biomédicos tornou-se uma realidade assustadora para os administradores de cuidados de saúde, especialmente nos grandes hospitais. A questão requer um conhecimento aprofundado para a execução de um plano de implementação das disposições das regras. Existem três dimensões das Regras de Gestão de Resíduos Biomédicos de 2016. Em primeiro lugar, para evitar danos ao ambiente, à comunidade e à saúde pública. Em segundo lugar, para proteger a saúde e a segurança dos trabalhadores do sector da saúde (manipuladores) e, por último, para evitar incidentes e lesões que, por vezes, podem tornar-se uma pequena emergência.

As deficiências dos 36 hospitais em relação a dezassete parâmetros foram classificadas. Foi atribuído um ponto para a conformidade e zero para a conformidade parcial ou não conformidade. Os dezassete parâmetros de conformidade são apresentados no quadro 2.

S.No	Parameters	Compliance as per BMW Rules, 2016	Deficiencies in the existing system (Partial/ Non- Compliance)
1	Segregation	As per the color coding prescribed in the rules.	Segregation is not in accordance with color coding mentioned in the Rules, 2016. Beddings and linen contaminated by blood and other infected fluid not discarded as per the norms. Voluminous materials need to be cut to the size of the yellow colored waste bag. Bags, boxes and sharp containers carrying waste have not been found sealed in few hospitals.
2	Bins	Should be color coded, pedal operated and of appropriate volume.	Pedal operated bins are still not used in all the hospitals.
3	Package Material	Needs to be of certain specific size, grade, design, symbols,	Color coded storage material (bags) not provided in all hospitals.

		markings and should comply with Bio-medical waste management Rules, 2016.	
4	**Schedule IV Label**	For tracking the point of generation of waste. Should be there on each bag carrying waste.	The stickers on the BMW bags are not in accordance with Schedule IV.
5	**Bin Trolleys**	Should be proper according to the bin volume.	In few places, the bins have been found dirty as in they were not being regularly washed with detergent and hypochlorite solution.
6	**Barcoding**	To ensure there is no pilferage of waste from point of generation to final disposal, it is important to implement barcoding of each bag. Has to be done in each HCF.	Barcoding is yet to be implemented to track the waste from the source of generation to final disposal. Installation of a Barcode tracking system has been mandated to ensure no pilferage of waste happens from the point of generation upto final disposal.
7	**Internal treatment record**	Regarding operation of all treatment equipment including microwave, autoclave, STP, ETP etc.	Poor record maintenance.
8	**Training records**	To ensure effective management.	Gap among various stakeholders including policy makers, academicians, hospital representatives. Lack of training among the staff handling bio-medical waste. There is no clarification regarding provisions of the BMWM Rules, 2016 among the waste handlers to ensure proper segregation as per the Rules.
9	**Waste generation record at**	To track the waste generation and its quantum	Poor record maintenance.

	ward level and end point level		
10	**Immunisation of handlers record**	To be provided as per their work profile. The records have to be maintained for five years	Poor record maintenance.
11	**BMW Segregation labels**	Should be present at each point of waste generation	Labels are not adequately provided at each segregation point.
12	**Isolated storage site**	It should be in an isolated space, well partitioned and of appropriate volume	Isolated storage sites are not proper in terms of partitioning and in some hospitals, they are located in open access areas.
13	**Trolley washing area**	Should be separately allocated and connected to STP	Trolley washing areas are not separately allocated and not maintained. Trolley washing area is not connected with STP/ ETP in some cases.
14	**Pre-treatment of solid waste**	To be done by autoclaving, microwave, sharp blaster, dry heat sterilization etc	Sharp blasters and dry heat sterilization is not adopted in many hospitals. The spore tests in many hospitals are found to be positive.
15	**Pre-treatment of liquid waste**	The liquid waste probably contains emerging contaminants. It should be treated before discharging into STP	The liquid waste from laundry and laboratories is being sent to Sewage treatment plant without imparting chemical treatment. The laundry facility is lacking in terms of compliance. Untreated wastewater generated from laboratories/tissue cultures containing chemicals may hamper the biological treatment being imparted.
16	**STP/ ETP**	Should be adequate and operational	None of the visited hospitals ever got the characterisation of the hospital effluent done with respect to the probable emerging contaminants present.

17	**Personal protective equipments**	The PPEs should be made available to waste handlers.	The waste handling staff at storage site are not equipped with personal protection equipments like masks, gumboots etc.

Secção de conformidade:(Gupta *et al.*, 2009), (*Regras de gestão de resíduos biomédicos, 2016*, 2015)

As deficiências na gestão dos resíduos biomédicos e dos efluentes nos hospitais foram estudadas através de visitas a 36 hospitais, incluindo 12 hospitais de cada categoria com camas de 1049; 50-99 e 100 e mais. Foi elaborada uma lista de controlo para registar a conformidade e as deficiências do sistema existente. A lista de controlo centrava-se nos pormenores das infra-estruturas gerais e no cumprimento das regras de gestão dos resíduos biomédicos em relação a estes 17 parâmetros. As visitas aos hospitais e as reuniões com as partes interessadas esclareceram-nos sobre as seguintes deficiências no cumprimento das regras de gestão dos resíduos biomédicos, 2016.

4.9Avaliação do cumprimento das Regras BMW, 2016

Com base nas visitas efectuadas a 36 hospitais de Deli, a classificação em termos de conformidade (C), conformidade parcial (PC) e não conformidade (NC) foi feita para 17 parâmetros, o que está representado no Quadro 3. A percentagem de parâmetros cumpridos, parcialmente cumpridos e não cumpridos com as regras de gestão dos resíduos biomédicos de 2016 é de 46 %, 13 % e 41 %, respetivamente. A conformidade, a conformidade parcial e a não conformidade dos parâmetros em 3 categorias de hospitais são apresentadas nas figuras 7, 8 e 9, respetivamente. Nem mesmo 50% dos hospitais com camas de 10-49 e 50-99 estão a cumprir estes parâmetros de acordo com as regras, como mostra a figura 7. Nos hospitais de dimensão média, a conformidade é parcial, como mostra a figura 8. Nos hospitais com mais de 100 camas, o cumprimento dos parâmetros máximos é superior a 70%, mas a maioria dos hospitais ainda não efectua o pré-tratamento dos resíduos líquidos por eles descarregados, como mostra a figura 9.

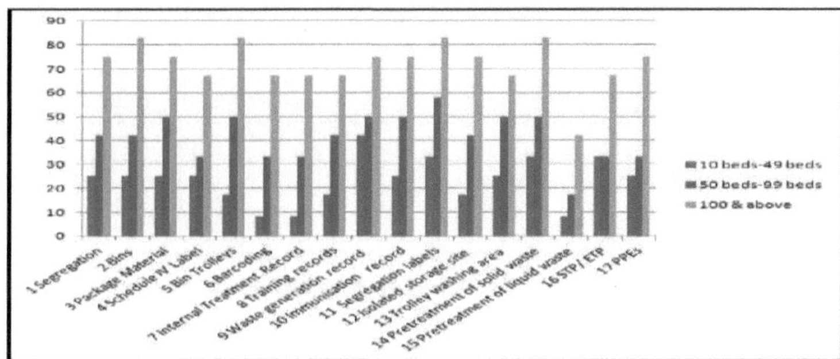

FIG 7 CONFORMIDADE DOS PARÂMETROS NOS HOSPITAIS

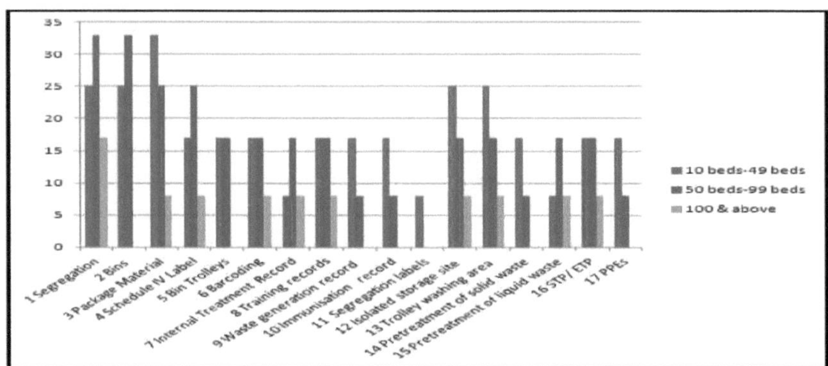

FIG 8 CONFORMIDADE PARCIAL DOS PARÂMETROS NOS HOSPITAIS DE DELI

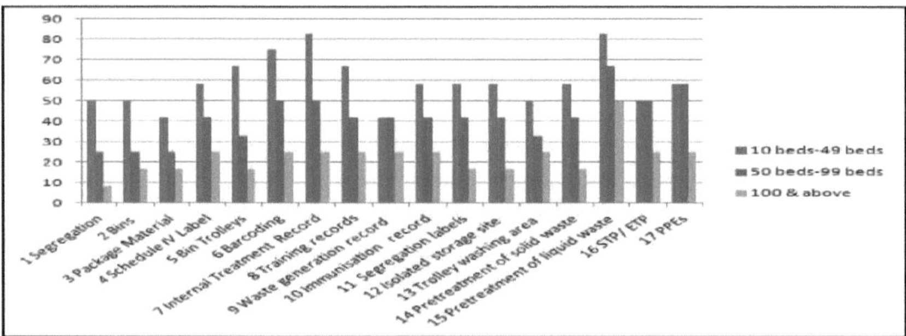

FIG 9 NÃO CONFORMIDADE DOS PARÂMETROS NOS HOSPITAIS DE DELI

Todas as pessoas que manuseiam resíduos biomédicos têm de seguir rigorosamente as regras de separação por código de cores. Uma separação incorrecta dos resíduos pode aumentar as possibilidades de infeção e de contaminação cruzada. O ocupante tem a responsabilidade de formar, orientar e ajudar a unidade de cuidados de saúde e os trabalhadores a efectuarem a segregação de 100% dos resíduos. Verifica-se que os lares de idosos/hospitais com um número reduzido de camas, entre 10 e 49 camas, não cumprem as regras. Mais de 70% são deficientes em todos os parâmetros. Apenas 40% dos hospitais destas categorias mantêm os registos de produção de resíduos. Na segunda categoria de hospitais com 50-99 camas, verifica-se que 50% dos hospitais não são capazes de cumprir eficazmente as normas prescritas nas regras biomédicas. Nos hospitais com mais de 100 camas, o cumprimento é ainda melhor. A conformidade em relação à maioria dos parâmetros é superior a 70%, mas continua a ser insuficiente em termos de manutenção de ETP/STP, manutenção de registos e afixação de etiquetas de segregação de BMW. Assim, pode concluir-se que a taxa de conformidade melhora com o aumento da dimensão e do número de camas dos hospitais.

4.   10Desafios de aplicação das regras de gestão dos resíduos biomédicos, 2016

As novas regras de gestão dos resíduos biomédicos foram notificadas em 28th de março de 2016. Desde então, os estabelecimentos de saúde estão a aplicar estas regras. Estas regras tornaram as principais partes interessadas responsáveis pelo pré-tratamento dos resíduos, para além da segregação, mas há certos desafios que enfrentam devido a certas áreas cinzentas nas novas regras (Capoor MR, 2018) que são destacadas abaixo:

- As novas regras tornaram obrigatório o pré-tratamento dos efluentes que provavelmente contêm produtos químicos, resíduos de medicamentos, desinfectantes, contaminantes perigosos, resíduos microbianos, etc. No entanto, o nosso país tem muito poucas unidades de fotocatálise que garantam a remoção a 100% dos micróbios e a descontaminação de medicamentos, especialmente antimicrobianos.

- Os antibióticos e certos produtos químicos perigosos são capazes de passar pelas tecnologias de tratamento existentes, como a ozonização, a osmose inversa, a filtração por membrana, o tratamento biológico, a radiação ultravioleta, etc.

- As regras impuseram a utilização de sacos de sangue não clorados, que, no entanto, têm a desvantagem de diminuir o prazo de validade dos glóbulos sanguíneos.

- O pré-tratamento dos resíduos líquidos químicos inclui a urina dos doentes, fluidos corporais, etc. Recolhê-los separadamente e depois trata-los antes de os descarregar na estação de tratamento de águas residuais é um desafio.

- A utilização de hipoclorito de sódio numa concentração tão elevada é dispendiosa e perigosa.

- A separação de acordo com o código de cores levanta questões relativamente a muitos consumíveis de todas as categorias de resíduos.

4.11 Práticas de gestão e tecnologias de tratamento adequadas :

O espírito da lei exige três coisas: em primeiro lugar, todos os resíduos infectados têm de ser desinfectados. Em segundo lugar, todos os artigos que podem ser reutilizados têm de ser desfigurados/mutilados/destruídos e, por último e mais importante, a prevenção e o controlo dos impactos nocivos no ambiente. Para alcançar estes objectivos, é essencial adotar as práticas e tecnologias de gestão de resíduos mais adequadas, como a autoclavagem, a esterilização por calor seco, a tecnologia de micro-ondas, os maceradores, a incineração e os jactos cortantes. (Kumari *et al.*, 2012) (Gautam, Thapar e Sharma, 2010).

A esterilização por calor seco, o macerador e os jactos cortantes são tecnologias mais recentes com menos impactos adversos no ambiente. Estas tecnologias são mais eficazes no controlo de infecções e na redução de ferimentos provocados por objectos cortantes. Até à data, só foram adoptadas em alguns hospitais de Deli.

As águas residuais devem ser submetidas a um tratamento de nível terciário para serem reutilizadas em limpezas e lavagens, de modo a poupar dinheiro e água. Os resíduos sólidos urbanos orgânicos devem ser compostados através de um conversor de resíduos orgânicos e reutilizados como adubo. Deve ser criada uma zona tampão sob a forma de cintura verde. A caldeira a gás deve ser preferida à caldeira a óleo ou carvão. Devem ser utilizados frascos de spray com bomba recarregáveis em vez de latas de aerossol de utilização única. O sistema de recolha de águas pluviais deve ser instalado no telhado. O gerador de água quente e a caldeira a gás devem ser utilizados sempre que possível. Deve ser encorajado o uso de geradores de água quente de tipo híbrido, utilizando aquecedores de água solares. Os sistemas convencionais de aquecimento de água devem ser substituídos de forma faseada e deve ser instalado um sistema solar de aquecimento de água. O sistema integrado de AVAC deve ser planeado para todas as necessidades de aquecimento, ventilação e ar condicionado. Devem ser instaladas instalações eléctricas adaptadas nas enfermarias e nas casas de banho públicas. Devem ser utilizados chuveiros de baixo fluxo, arejadores de torneiras de banheira e de lavatório e sanitas de baixo fluxo. Restringir a rega dos relvados às horas nocturnas para diminuir a evaporação e maximizar a eficácia. Devem ser utilizadas mangueiras em vez de aspersores nos relvados para minimizar a evaporação. Deve ser efectuada uma auditoria da água e uma auditoria energética para poupar água no futuro. O ocupante deve efetuar controlos periódicos para se certificar de que não estão a ser misturados resíduos municipais com resíduos biomédicos para manter as taxas de serviço dentro do limite de resíduos. A redução de resíduos pode ser optimizada através de um programa abrangente para supervisionar as técnicas de segregação ambientalmente correctas, tais como a separação na fonte, o armazenamento, o transporte, o tratamento e a eliminação. Ao dar formação ao pessoal cujas responsabilidades incluem o manuseamento de materiais e a gestão de resíduos, os administradores de saúde podem ajudar a reduzir o impacto dos resíduos hospitalares nos seres humanos e no ambiente (Anyinam, 2010), (Emmanuel *et al.*, 2013).

Conclusão:

É importante que, se a quantidade total de resíduos calculada por cama e por dia for superior ao valor de referência de 250 gramas por cama e por dia estabelecido pela Associação Médica Indiana, o custo total do tratamento efectuado pelo operador deverá aumentar e, eventualmente, o hospital terá de pagar mais. Isto encorajará os hospitais a concentrarem-se na minimização dos resíduos e numa segregação efectiva. A produção média de resíduos biomédicos por cama, por dia, em Deli, foi estimada em 486 gramas de resíduos sólidos e 480 litros de águas residuais por cama, por dia. Sugere-se, por conseguinte, que a HCF assegure uma segregação adequada dos resíduos e mantenha um registo do total de resíduos gerados, de acordo com as normas da Associação Médica Indiana. A aplicação bem sucedida de regras de gestão dos resíduos hospitalares exige uma cooperação significativa entre as partes interessadas e um empenhamento em termos de gestão do tempo e dos recursos. O principal problema relacionado com a gestão e eliminação de resíduos sólidos biomédicos são os ferimentos provocados por objectos cortantes e a propagação de infecções, que podem ser controlados através da utilização de tecnologias modernas, como a esterilização por calor seco, maceradores e máquinas de cortar objectos cortantes. Para proteger o ambiente aquático, é importante tratar os efluentes hospitalares antes de serem descarregados no sistema de esgotos municipal. As lamas das estações de tratamento de efluentes instaladas nos hospitais devem ser geridas com mais precauções do que as lamas dos resíduos urbanos. Há ainda muitas deficiências na aplicação das novas regras. Além disso, existem certas zonas cinzentas nas regras de 2016 que precisam de ser clarificadas. Para combater estas questões, é importante que se elabore um quadro político. O passo seguinte é a elaboração de um plano. Isto só pode ser feito após a realização de uma "análise da situação", de modo a identificar as lacunas. Para o efeito, é necessário preparar um mapa de todos os pontos de produção, elaborar os recursos e materiais necessários e nomear um responsável Nodal tecnicamente qualificado. Deve ser elaborada uma lista de responsáveis pela formação, saúde e segurança no trabalho. Os manipuladores devem também ser submetidos a controlos de saúde regulares. Dependendo do número de manipuladores e da natureza do seu trabalho, deve ser feita uma seleção do equipamento de proteção individual (EPI). A imunização contra o tétano e a hepatite B deve ser oferecida no prazo de quinze dias a um trabalhador que entre em funções. Pelo menos uma pessoa em cada hospital deve ter um conhecimento profundo do assunto. Na ausência de tal conhecimento, os hospitais estão a violar as regras sem o saberem. As novas regras não devem ser temidas. Em vez disso, deve tentar-se compreender os deveres e as responsabilidades. Uma vez que quase todas as cidades dispõem de instalações centralizadas para o tratamento de resíduos, com incineradores e autoclaves de boa qualidade, o ónus da administração hospitalar foi consideravelmente reduzido. Assim, os hospitais podem facilmente concentrar-se na segregação, na manutenção do local de armazenamento e na segurança no trabalho.

REFERÊNCIAS

1 . Acharya, A., Gokhale, V. A. e Joshi, D. (2014) "Impact of Biomedical Waste on City Environment: Case Study of, 6(6), pp. 21-27.

2. Anyinam, C. (2010) "Managing Biomedical Waste in Ontario", (novembro de 2014), pp. 3741. doi: 10.1080/00185868.1994.9948474.

3. *Regras de gestão de resíduos biomédicos, 2016* (2015).

4. Capoor MR, B. K. (2018) "Implementation Challenges in Bio - Medical Waste Management", *Indian*

Journal of Medical Microbiology, 35(4), pp. 623-625.

5. Col, L., Rao, S. K. M., Cdr, W., Ranyal, R. K., Col, L., Bhatia, S. S., Col, L. e Sharma, V. R. (2003) 'Biomedical Waste Management: An Infrastructural", *Medical Journal Armed Forces India*. Diretor Geral, Serviços Médicos das Forças Armadas, 60(4), pp. 379382. doi: 10.1016/S0377-1237(04)80016-9.

6. Deblonde, T., Cossu-leguille, C. e Hartemann, P. (2015) 'International Journal of Hygiene and Emerging pollutants in wastewater: A review of the literature", *International Journal of Hygiene and Environmental Health*. Elsevier GmbH., 214(6), pp. 442-448. doi: 10.1016/j.ijheh.2011.08.002.

7. Emmanuel, E., Quisqueya, U., Perrodin, Y., Audin, R. M., Lyon, I. De, Einstein, A., Cedex, V. e Vermande, P. (2002) "EFFECTS OF HOSPITAL WASTEWATER ON AQUATIC ECOSYSTEM".

8. Emmanuel, J., Pieper, U., Rushbrook, P., Stringer, R., Townend, W., Wilburn, S. e Zghondi, R. (2013) *Gestão segura de resíduos de actividades de cuidados de saúde*.

9. Fent, K., Weston, A. A. and Caminada, D. (2006) 'Ecotoxicology of human pharmaceuticals', 76, pp. 122-159. doi: 10.1016/j.aquatox.2005.09.009.

10. Gautam, V., Thapar, R. e Sharma, M. (2010) "Gestão de resíduos biomédicos: Incineração vs. segurança ambiental", 28(setembro), pp. 191-193. doi: 10.4103/0255- 0857.66465.

11. Gupta, S., Boojh, R., Mishra, A. e Chandra, H. (2009) "Regras e gestão de resíduos biomédicos na Vivekananda Polyclinic: Um estudo de caso", *Waste Management*. Elsevier Ltd, 29(2), pp. 812-819. doi: 10.1016/j.wasman.2008.06.009.

12. Kumari, R., Srivastava, K., Wakhlu, A. e Singh, A. (2012) 'Informação e Comentário Estabelecimento de um sistema de gestão de resíduos biomédicos na Universidade de Medicina da Índia e Uma abordagem prática bem-sucedida', *CEGH: Epidemiologia Clínica e Saúde Global*. Elsevier Ltd, 1(3), pp. 131-136. doi: 10.1016/j.cegh.2012.11.004.

13 . Manasi, S., Umamani, K. S. e Latha, N. (2014) *Biomedical Waste Management: Issues and Concerns - A Ward Level Study of Bangalore City*.

14. Mesdaghinia, A. R., Naddafi, K., Nabizadeh, R., Saeedi, R. e Zamanzadeh, M. (2015) 'Wastewater Characteristics and Appropriate Method for Wastewater Management in the Hospitals Wastewater Characteristics and Appropriate Method for Wastewater Management in the Hospitals', (setembro).

15. Pinto, P. e Garcı, P. A. (2014) "Ecotoxicidade e avaliação do risco ambiental de produtos farmacêuticos e de higiene pessoal em ambientes aquáticos e estações de tratamento de águas residuais", pp. 1517-1533. doi: 10.1007/s10646-014-1293-8.

16 . Pollution, C. e Board, C. (2015) *RELATÓRIO ANUAL*.

17. Sciences, M., Amouei, A., Asgharnia, H., Fallah, H. e Faraji, H. (2015) 'Characteristics of Effluent Wastewater in Hospitals of Babol University of', 4(2), pp. 4-7.

18 . Singh, R., Mishra, S. S. e Mishra, A. (2013) "Análise dos resíduos sólidos hospitalares e das águas residuais em Lucknow".

19. Sule , B . F , Ayanshola , A . M e Salami, A. . W. (2010) 'Water Consumption Patterns in Ilorin , Kwara State , Nigeria', em *2nd Annual Civil Engineering Conference, University of 'Ilorin, Nigeria, 26 - 28 July 2010 Water*, pp. 26-28.

20 . Tsai, C., Lai, J. e Lin, S. (2015) "Quantificação de microrganismos patogénicos nas lamas de águas

residuais hospitalares tratadas Quantificação de microrganismos patogénicos nas lamas de águas residuais hospitalares tratadas", (outubro). doi: 10.1046/j.1365- 2672.1998.00491.x.

21. Verlicchi, P., Galletti, A., Petrovic, M. e Barcelo, D. (2010) "Hospital effluents as a source of emerging pollutants : An overview of micropollutants and sustainable treatment options", *Journal of Hydrology*. Elsevier B.V., 389(3-4), pp. 416-428. doi: 10.1016/j.jhydrol.2010.06.005.

22. Verma, L. K., Mani, S., Sinha, N. e Rana, S. (2008) "Biomedical waste management in nursing homes and small hospitals in Delhi", *Waste Management*. Elsevier Ltd, 28(12), pp. 2723-2734. doi: 10.1016/j.wasman.2007.12.013.

23. Zhou, J. L., Zhang, Z. L., Banks, E., Grover, D. e Jiang, J. Q. (2009) "Pharmaceutical residues in wastewater treatment works effluents and their impact on receiving river water", 166, pp. 655-661. doi: 10.1016/j.jhazmat.2008.11.070.

24. URL: http://isebindia.com/95 99/99-07-2.html DOA 10 de maio de 2018

25. URL: http://pib.nic.in/newsite/PrintRelease.aspx?relid=138353%20 DOA 10 de maio de 2018

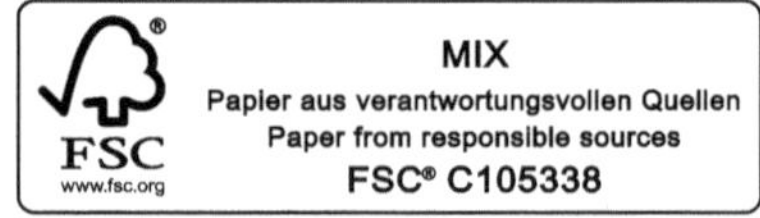

Printed by Books on Demand GmbH, Norderstedt / Germany